国家级继续医学教育项目教材

中华医学会基层卫生人才培训工程丛书

健康护理教育教程

总主编 吴欣娟　李　莉　赵艳伟

主　编 焦　静　卫　冰　李巧凤　张　敏
　　　　　张风芹

副主编 乔小平　李　莉　张　宁　刘海芝
　　　　　张桂华　周晓会　秦红燕　隋燕萍
　　　　　焦琳琳　葛延镇

编　委（以姓氏笔画为序）
　　　　　卫　冰　乔小平　刘海芝　李　莉
　　　　　李红凤　张　宁　张　敏　张风芹
　　　　　张桂华　周晓会　秦红燕　隋燕萍
　　　　　葛延镇　葛婷婷　焦　静　焦琳琳

U0305602

中华医学电子音像出版社

CHINESE MEDICAL MULTIMEDIA PRESS

北　京

图书在版编目（CIP）数据

健康护理教育教程/焦静等主编. —北京：中华医学电子音像出版社，2021.1

ISBN 978-7-83005-265-2

Ⅰ. ①健… Ⅱ. ①焦… Ⅲ. ①护理学—教材 Ⅳ. ①R47

中国版本图书馆 CIP 数据核字（2019）第 217285 号

健康护理教育教程

JIANKANG HULI JIAOYU JIAOCHENG

主　　编：	焦　静　卫　冰　李巧凤　张　敏　张风芹
策划编辑：	宫宇婷
责任编辑：	宫宇婷　周寇扣
校　　对：	张　娟
责任印刷：	李振坤
出版发行：	中华医学电子音像出版社
通信地址：	北京市西城区东河沿街 69 号中华医学会 610 室
邮　　编：	100052
E - mail：	cma-cmc@cma.org.cn
购书热线：	010-51322677
经　　销：	新华书店
印　　刷：	北京云浩印刷有限责任公司
开　　本：	787mm×1092mm　1/16
印　　张：	12
字　　数：	220 千字
版　　次：	2021 年 1 月第 1 版　2021 年 1 月第 1 次印刷
定　　价：	60.00 元

内容提要

　　健康护理教育是护理专业的必修课程，也是护理专业的核心内容之一，掌握其内容对于临床护理工作至关重要。本书由多年从事临床护理管理的专家从适应医学发展、适应职业发展、适应护理理念发展的观点出发编写而成，全书共 13 章，阐述了护理学概论、护理学系统和理论、护理流程、护患沟通、临床常见症状的护理，以及临床消化系统、呼吸系统、循环系统、泌尿系统、神经系统、内分泌代谢系统等常见病和乳腺疾病、肿瘤患者的护理和健康教育等内容。本书密切联系临床护理实践，突出科学性和实用性，文字简练、重点突出，适合基层护士、进修护士参考，也可作为护士继续教育等培训使用。

前　言

　　狭义的护理是指护理工作者所从事的以照料患者为主的医疗、护理技术工作,如对老幼病残者的照顾,维护患者的身心健康,满足人类生、老、病、死的护理需求等;广义的护理,是指一项为人类健康服务的专业。护理专业是在尊重人的需要和权利的基础上,改善、维持或恢复人们所需要的生理、心理健康和在社会环境变化中的社会适应能力,达到预防疾病、提高健康水平的目的。健康护理教育是护理专业一门重要的必修核心专业基础课程,也是护理专业学生的主干课程,更是临床各专科护理的基础和医学生的限定选修课所要求必须掌握的护理基本理论、基本知识、基本技能。本书主要内容包括护理学的特征、目的,护理的计划、实施、评价,护患沟通,以及临床常见各系统疾病的表现和健康教育,尽可能将护理理论与护理技术融合,突出对常见慢性病患者的教育指导。

　　本书在内容安排上力求与实用同步,对接护士实际需求,突出以教育为导向、能力为本位、技能为核心的原则,重点为健康教育、慢性病管理等提供必要的基础知识和具体的可操作技术,以便读者掌握;从观念、理论到技术力求符合临床护理的要求和特点,突出实用性、科学性和指导性。

　　本书编者们在临床繁忙的工作之余,利用休息时间多方查阅资料、总结经验,最终完成了本书的编写,引用的资料大部分列入书末的参考文献,但仍有部分因引用源不确切,无法逐一列入文献,在此,对原作者深表感谢。

　　受医学专业迅速发展和编者水平所限,书中不妥或错误之处敬请广大读者予以批评指正。

编　者

2020 年 1 月

目　录

第1章

绪 论

第一节 护理和护理学

一、护理的概念

护理源于拉丁文,原意为哺育小儿,后扩展为保育儿童,照顾老人、病人和虚弱者。护理的定义是随着社会发展,社会需求的变化而变化的。不同时代、不同护理组织团体和不同的护理理论家给予护理的定义不尽相同。

现代护理发展以来,由于医学模式的转变,护理理论的成熟,护理概念也在不断变化和发展。这种变化可概括为 3 个阶段:以疾病为中心的阶段;以病人为中心的阶段;以人的健康为中心的阶段。

二、护理学范畴

护理学是自然科学和社会科学相互渗透的一门综合性的应用学科。护理学以基础医学、临床医学、预防医学、康复医学以及与护理相关的社会、人文科学理论为基础,形成其独特的理论体系、应用技术和护理艺术,为人们生老病死这一生命现象的全过程提供全面的、系统的、整体的服务。

护理学作为一个知识群,所研究的范畴涉及自然、社会、文化、教育和心理等因素对人体健康的影响,以及如何运用护理原理、护理技术和方法,帮助患者恢复健康,不断提高人们的健康水平,大体包括以下几个方面。

(一)医院护理

1. 基础护理 研究并应用护理的基本理论和基本技术,满足患者的基本生活需要和心理治疗的需要,通过临床护理工作,为疾病的诊断和治疗及时提供病情发生、发展的动态信息,有效地配合并参与治疗、检查及对危重患者的抢救,以积极、安全的护理对策使患者处于最佳心理状态。

2. 专科护理　结合临床各专科的特点,应用专科护理理论和护理技术,如强化对危重患者的监护及烧伤、显微外科、脏器移植、手术前后的专科护理等。

3. 护理管理　运用科学的方法组织、实施临床护理工作;为患者创造优美的休养环境;建立良好的护患关系;有效地提高护理质量等。

(二)社区护理

社区护理以预防保健为重点,包括防病、保健咨询;护理科普宣教和预防接种;心理卫生指导;计划生育,优生、优育指导;职业病防治和家庭访视护理等。

(三)护理教育

研究护理人才培养的规律、方法及模式,不断提高护理教育质量,改善护理人员的知识结构,适应护理学发展的需要。

(四)护理科研

护理学的发展需要护理科研的支持和推动。护理学理论的构建,护理理论与护理实践的结合成果,护理技术、方法的改进,护理设备、护理工具的改革,护理管理模式的建立等,都有赖于护理科学研究去探索规律、总结经验,推进护理学的不断发展。

三、南丁格尔对护理学的贡献

近代护理、近代护理学与护士教育的创始人之一南丁格尔,为使护理成为一门科学、一种专业,做出了重大贡献。南丁格尔出身于贵族之家,受过良好的高等教育,懂德、法、意大利等国语言,富有同情心,性格坚毅,具有开拓精神。1851 年,她不顾家人阻挠,有目的地学习护理、卫生及伦理学课程,并毅然决定献身于护理事业。1854－1856 年,英、俄、土耳其等国在克里米亚交战,英军伤亡惨重。英国政府选定南丁格尔,由她率领 38 名训练不足的"护士"奔赴战地医院,负责救护工作。她克服重重困难,以忘我的工作精神、精湛的护理技术和科学的工作方法,经过半年的艰苦努力,使伤员的死亡率由原来的 50％降至 2.2％(《英国百科全书》)。南丁格尔的创造性劳动,证明了护理的永恒价值和科学意义,改变了人们对护理工作的看法,震动了全英国。通过实践,南丁格尔坚信护理是科学事业,护士必须接受严格正规的科学训练,只有品德高尚、具有献身精神的人才能胜任。1860 年,她用英国政府奖励她的 44 000 英镑,开办了世界上第一所护士学校,为近代科学护理事业打下了理论和实践基础。

南丁格尔在克里米亚战争中救护伤员的卓越成就和牺牲精神,被国际红十字会确认为是红十字会工作的开端,为表彰她的功绩,1883 年英国皇室授予她勋章;1912 年,国际红十字会决定设立南丁格尔奖章,作为奖励世界各国有突出贡献的优秀护士的最高荣誉。人们为了纪念她,将她的生日 5 月 12 日定为国际护士节。南丁格尔以其为护理事业奋斗不息的献身精神,成为全世界护士的楷模。她是近代护理学的奠基人。

第二节 护理学的研究目的

护理学研究的目的是为患者服务。人自胚胎发育到死亡的全过程都离不开护理。要提高人们的健康水平,首先要正确认识健康的概念,世界卫生组织给健康下的定义是"健康不仅是没有疾病,还要有完整的生理、心理状态和社会适应能力"。

护士是人类健康的卫士,国际护士会在护理学国际法中规定护士的基本职责为"保存生命,减轻痛苦,促进健康"。因此,作为一位合格的护士,必须首先了解患者的一般特性,把握由患者的特性而产生的护理原则,才能履行护士的基本职责。

一、人的一般生物、心理、社会特性

(一)人是一个统一的整体

人体不是器官、细胞或分子的简单相加,而是一个由神经系统控制的、有思维活动、有智慧、能进行创造性劳动、过着社会生活的人。人的生命活动表现在物质活动和精神活动两个方面,二者既不可分割,又相互制约。因此,人不单纯是一个生物体,而是一个生物的、心理的、社会的整体人。视人为整体是现代护理的核心思想和出发点。

(二)人与环境是统一体

人体与外界自然环境、社会环境之间,不停地进行着物质、能量、信息的交换,是机体得以生存的根本条件,如每个人每天大约需要 $12 \ m^3$ 空气,$2\sim3 \ L$ 水,$1.5 \ kg$ 食品,同时排出相当数量的代谢物,这就是人体内、外环境之间进行的能量传递和物质循环,人的生命过程是一个整体性、开放性的动态运转过程,健康与疾病、生长与死亡的矛盾,不是单一因素所决定的,而是生理与心理、机体与外界环境互相作用的结果。人受环境的影响,又可适应与改造环境。护理要创造适合患者休养的环境,促进身心和谐向健康发展。

(三)人有共性和差异

人有共同的生理、心理活动规律,但由于年龄、性别、遗传、经济、文化、职业、宗教信仰等各不相同,人对来自各方面刺激的反应也不同。正因为没有两个完全相同的个体存在,所以应采取因人而异的护理技巧和艺术,才能达到促进和维持健康、帮助患者康复的目的。

(四)人有共同的、基本的需要

机体所以能生存,是建立在人的生理、心理互为作用基础上的。人类最基本的需要是保障机体生理、心理协调运转，如渴思饮、饥觅食、病求治、消化排泄、情感交流等，都是人们生存的第一共性需求。护理的使命正是为人的这些共同需求提供护理保障、支持，帮助人们拥有自理能力，充分享有生活，从而提高人的健康生存质量。

（五）患者的需要有定向性、潜在性的特点

偏离健康状态的人，经受着疾病的威胁和痛苦的折磨，心理压力大，精神负担重。因此，患者的需要是随着疾病的发生、发展进程而变化的，在不同的阶段有不同的需求；有些患者受疾病或心理的影响，往往不能或不会用行动或语言来表达自己的需要。例如，患者入院初期最需要的是被接纳、被尊重，同时希望尽快明确诊断；一旦诊断清楚之后，就急切地需要及时、有效的治疗和精心的照料；当病情发生突变时，患者首先考虑到预后，这时就需要恰当的解释和安慰。因此，只有了解患者需要的特点，才能尊重患者的需要，做到想患者所想，急患者所急，务患者所需。

二、成长与发展理论

护理服务的对象包括从出生到死亡所有年龄组的人，人在生命过程的各个发展阶段具有不同的基本需要，了解各个发展阶段的特点和需要，掌握成长与发展的规律，对于更好地提供护理服务十分必要。

（一）概述

1. 成长与发展的概念

（1）生长：生物体或细胞从小到大的增殖过程。

（2）发育：个体整个生命周期中身心有规律的变化过程。

（3）成熟：由遗传基因所决定的个体内部生长因素与环境相互作用，达到生理和心理、功能与能力的比较完备的状态。

2. 成长与发展的影响因素　遗传、个体后天因素、环境、个体实践活动、教育。

3. 成长与发展的基本规律　成长与发展具有顺序性、阶段性、不平衡性、差异性。

（二）成长与发展的阶段

人类的成长与发展是依一定顺序进行的，按其过程，可分为几个阶段，每一阶段各有所属年龄层。

（三）成长与发展的规律

1. 规律性和顺序性　人的成长与发展是遵循一定规律，经历相同的发展阶段，按一定顺序进行的，而且这个顺序是不可逾越和不可逆的。心理社会发展也按一定顺序进行。具体的顺序在发展理论中做详细介绍。

2. 连续性和阶段性　虽然在人的生命过程中，成长和发展是持续不断进行的，但表现出明显的阶段性特征。每个阶段都有其特定的发展任务,下一个阶段的顺利发展必须依赖前一阶段发展的基础。

体格生长表现出的阶段性特点是婴儿期生长非常迅速,幼儿期稳步成长,青春期进入第 2 个快速生长期,成年后处于相对稳定的阶段,老年期各系统出现衰退和老化。

3. 不平衡性　在生理方面神经系统、淋巴系统、一般器官系统和生殖系统发育的成长发育不是同步进行的,心理的发展同样也存在不平衡性。

4. 个体差异性　人的生长和发展有一定的发展顺序,经历相同的发展过程,但由于遗传因素和环境因素的影响,每个人在通过各个发展阶段时,都表现出自己独特的方式和速度。

5. 敏感时期性　成长和发展过程中存在较敏感的时期,一般认为成长和发展较快的阶段是人较敏感的时期。

(四)影响成长和发展的因素

1. 遗传因素　人的成长和发展受父母双方遗传因素的影响,基因决定了整个发展过程中性别、头发的颜色、肤色等体格特征。同时在人的能力、气质和性格等人格因素的形成和发展过程中也起着重要作用。

2. 环境因素　遗传因素仅为身心发展提供了可能性,而环境的影响决定了身心发展的现实性,正如种子需要合适的土壤,提供水分和阳光,才能发芽、生根和开花。环境包括许多因素,在个体早期的发展过程中,家庭是最重要的环境,它为个体提供温饱、安全、爱和归属等最基本的需要,是人类性格形成的第一课堂。学校是发展的另一重要环境,是提供正规教育和社会化的场所,学校通过系统地传授知识、体格锻炼、艺术熏陶和集体活动使个体获得将来立足社会必要的知识、技能和社会规范。此外,社会文化习俗、宗教等因素也影响着人的发展。

三、护理原则

(一)满足患者的需要

满足患者生理、心理的基本需要,是护理的精华和首要任务。随着患者入院,尤其是失去生活处理能力的患者,他们的营养、机体功能以及精神、心理、情绪等无不与护理关联。如准备清洁、舒适的病床,能促进患者进入松弛、安宁的睡眠状态,从而减轻患者的忧虑和不安;做好重症患者的口腔护理,就是保护机体的天然屏障——口腔黏膜,不至于破溃而引发感染;及时给高热者饮水,有利于散发体温,稀释毒素,促进排泄;定时为重症患者翻身,能有效地预防压疮的发生等,所有这些看来是不起眼的照料,却恰是不可忽视的最基本的患者的需要、治疗的需要,同时是最精细的护理。只有满足了患者的需要,才能真正体现护理的意义,实现护理的价值。

(二)帮助患者应对压力,增强机体的适应能力

任何条件、环境的变化,都会给人带来压力(刺激),当压力(刺激)没有对人体构成威胁时,人们有一定的自我调适能力,不至于使之危及健康。但是,当压力(刺激)超过个体的承受能力,反复刺激就会引起强烈的应激反应,导致平衡失调、健康受损。护理的目的在于,运用护理技能,帮助患者调动自身的潜能——心理、神经与体液的控制和调节,提高对环境、条件变化的适应能力,以期达到新的相对的平衡和适应。

1. 了解压力源。压力是生理、心理或情绪的紧张状态。造成紧张状态的原因称为压力源。压力源来自以下几个方面。

(1)生物因素:如病毒、细菌、寄生虫感染;缺水、饥饿;青春期、月经期、更年期等生理功能的改变。

(2)物理因素:如机械压迫,冷热作用,噪声、强光刺激。

(3)化学因素:如剧毒药,强酸、强碱,刺激性、毒性气体。

(4)社会、心理因素:个人生活中的重大事件如丧偶、意外事故,学业、事业遭受挫折,工作紧张,人际关系不和谐等。

2. 观察压力反应

(1)生理反应:在压力源的反复刺激下,机体出现一系列变化,首先是心理反应不能适应,随之出现生理反应,如肾上腺释放大量肾上腺素进入血液,表现为心率加快,血压升高,呼吸加速,血糖浓度升高,瞳孔扩大,警觉性增强等。如果这时机体能顺利地对应压力源,上述反应很快消失;反之,反复、持久地受压力源冲击,面临的将是平衡失调,疾病到来。

(2)心理反应:心理反应有两种,一种是积极的心理反应,正视现实,采取相应的积极对策,如改变对压力源的认识,以有利于健康的态度和行为对应,就能获得新的适应。另一种是消极的心理反应,表现为情绪失控、抑郁或焦躁不安,严重者甚至改变行为方式如酗酒、吸烟等。

3. 帮助患者以积极的态度,正确的对策对应压力。

(1)减少有害的环境因素对患者的刺激,开展保护性医疗及护理。

(2)引导患者正确认识实际的健康状况,调动机体的潜能,增强免疫抗病能力,树立战胜疾病的信心。

(3)调节患者的心理、情绪,改善仪态,使其保持良好的心智状态,以提高适应性和自我解脱能力。

(4)调动支援和配合的力量,如做好家属的思想工作,请亲友给患者以情感支持。

(三)帮助患者拥有自护能力

自护能力是指个体为维护自身健康所具有的自我护理意识及基本的保健护理知识和方法,如功能残缺者的锻炼;糖尿病患者的饮食调配、热量计算;失眠者学会管理自己的睡眠;腹部手术病人学会用胸式呼吸等。培养自护能力,实际上是调动患者自身防病治病的主观能动性和潜力,从而减轻其身心疾苦,获得新的健康。

第三节　护理学特征

一、专业特征

护理作为健康医学领域中一个独立的专业,具备以下专业特征:

1. 护理为人类和社会提供不可缺少的健康服务。

2. 护理具有系统的理论知识体系。

3. 护理实践者要求达到一定的专业水准,越来越多的国家要求护士具备高等教育的水平。

4. 护理具有自主性,并制定政策法规监督其专业活动。

5. 有伦理准则和道德规范指导护理实践。

6. 有专业组织或学术团体支持和促进护理实践活动。

7. 护理实践者以护理作为终生的事业。

二、护理专业的内容

1. 基础知识部分

(1)人文社会科学基础,如外语、美学、体育、政治、社会学、心理学、伦理学等。

(2)自然科学基础,如物理、化学、生物、生物化学等。

(3)医学基础,如解剖学、生理学、药理学、微生物学等。

2. 专业知识部分

(1)护理学基础:包括护理理论和基本护理技术操作技能。

(2)临床护理:包括内科、外科、妇科、儿科等专科护理,急救护理学等。

(3)社区护理:包括预防保健、家庭护理、健康教育等内容。

(4)护理心理。

(5)护理管理。

(6)护理教育。

第四节 护理的工作范围

一、工作范围

1. 临床护理 我国护士的主要工作场所是医院,绝大多数护士从事临床护理工作。临床护士每日面对各种急、慢、重症或因意外事故伤残的患者,在人生命的生、老、病、死各个阶段,守候在患者的床边。观察病情变化,遵医嘱给药或治疗,照顾自理缺陷的患者,保证患者的安全和舒适,安慰并减轻心理负担,向患者及家属进行卫生宣教和健康咨询。

2. 护理管理 在医院护理工作中,护士还承担大量的管理工作。医院护理管理实行护理部、科护士长和病区护士长三级管理,除日常行政管理和领导护理工作外,还负责协调病区与各部门以及各种不同医务人员之间的关系。护理管理水平是影响医院医疗质量的重要因素之一。

3. 护理教育和护理科研 护理院校的专业课教师和有教学任务医院的护士承担着培养护理学生的任务。护理教学包括课堂教学、临床带教等教学工作。护理教育也包括在职护士的继续教育。

护理院校和医院都在积极开展护理科研工作,通过科学的调查和研究,不断提高和改进护理工作,完善和充实护理理论,有利于护理专业的更好发展。

4. 公共卫生和地段保健 传统护理范围仅有很少一部分护士在医院地段保健科或防疫站,从事社区、学校、工厂等的预防保健工作,如对产妇和新生儿的访视,婴幼儿的计划免疫接种,传染病的家庭消毒,中、老年妇女的防癌普查等。

目前为实现人人享有卫生保健的目标,社会对预防保健的需求在增强。护理的发展应打破传统,扩大工作范围,除了继续加强临床各专科护理外,还要走出医院,深入社区、家庭、幼儿园、学校、老人院和各基层单位,参加初级卫生保健,并与其他医务人员合作,开展社区治疗和护理工作。

二、护理工作方式

临床护理工作方式有功能制护理、个案护理、小组护理、责任制护理和整体护理模式等多种方式,每种方式各有利弊。各医院应根据自己的护理指导思想、患者病情需要、护理工作量、护理人员编制和工作能力等因素综合考虑,选择适合本病区的护理工作方式。

1. 功能制护理 最早受工业流水线影响,形成于20世纪30年代。

2. 个案护理 由一位护士专门负责照顾1~2位患者,适用于各种监护病室或抢救危重患者时。这种护理方式可以对患者实施细致全面的护理,满足患者的各种需要,有较高的护理质量,但需要较多的护士和较多的费用,工作效率不高。

3. 小组护理 20世纪50年代小组护理的方式开始在西方国家实行,具体方法为将病区护士分为2~3个小组,每护理小组负责照顾20名左右的患者,由一名学历较高、有经验的护士担任组长,领导小组工作。此方法虽然可以弥补功能制护理的不足,为患者提供连续性护理。同时也能建立相互合作的小组精神,有利于发挥每个护士的能力,但是仍然不能满足患者的整体需要。

4. 责任制护理 责任制护理是20世纪70年代医学模式转变过程中发展起来的比较理想的护理方式,20世纪80年代我国的一些大医院也开始试行,但受条件限制没有能够推广。

5. 整体护理模式 近年来我国许多医院吸取责任制护理的优点,开展了整体护理模式。整体护理模式的宗旨是以病人为中心,以现代护理观为指导,以护理程序为方法,为病人提供身心整体护理。整体护理模式病区的建设主要内容包括:确定护理指导思想,制定护士职责和评价标准,合理配备护士人员编制,设计各种护理表格以及标准护理计划和标准教育计划。同时建立健全医院的各种支持系统,为整体护理模式创造良好的工作环境,使护士从大量的非专业性工作中解脱出来,增加直接护理病人的时间,提高护理质量。整体护理模式是现阶段比较理想的护理工作方式,但也存在对护士要求高、护理表格书写烦琐等缺点。应用整体护理模式时主要应掌握整体护理的思想,具体工作方法可根据各自的条件灵活采用。

三、护理人员角色

在护理发展的历史过程中,护士的角色曾被认为类似于母亲、修女、保姆、医师的助手等,这些观点至今仍影响着人们对护士的认识和理解。随着社会文明的进步,科学技术、医学和护理学的发展,护理教育水平的提高,护士的角色不断扩展并发生根本的变化。护士的专业角色可概括如下。

1. 照顾者 在临床工作中,照顾患者,为患者提供直接的护理服务,满足患者生理、心理和社会各方面的需要,是护士的首要职责。

2. 管理者 每个护士都有管理的职责。护理领导者管理人力资源和物资资源,组织护理工作的实施,管理的目的是提高护理的质量和效率;普通护士管理患者和病区环境,促进患者早日康复。

3. 教育者 护士在许多场合行使教育者的职能。在医院,对患者和家属进行卫生宣教,讲解有关疾病的治疗护理和预防知识,同时有带教护理学生的任务;在社区,向居民宣传预防疾病、保持健康的知识和方法;在护理学校,向护理学生传授专业知识和技能。

4. 患者权益的保护者 护士有责任帮助患者理解来自各种途径的健康信息,补充必要信息,帮助患者做出正确的选择,保护患者的权益不受侵犯和损害。

5. 协调者和合作者 护士与护理对象、家庭和其他健康专业人员需要紧密合作,相互配合和支持,更好地满足护理对象的需要。

6. 示范者 护士应在预防保健、促进健康生活方式等方面起示范作用,如不吸烟、讲究卫生、加强体育锻炼等。

7. 咨询者 护士有责任为护理对象提供健康信息,给予预防、保健等专业指导。

8. 研究者 开展护理研究,解决复杂的临床问题,以及在护理教育、护理管理等领域中遇到的有关问题,完善护理理论,推动护理专业的发展。

9. 改革者和创业者 护理应适应社会发展的需要,不断改革护理的服务方式,扩大护理工作范围和职责,推动护理事业的发展。

第五节 护理健康教育

随着医学模式的转变,护理服务对象已不仅包括患者,还包括健康个体及群体,护理服务的范围由医院拓展到个体、家庭和社区,服务的性质由单纯的治疗拓展到预防疾病和促进健康。护士的角色不仅是服务者,更重要的是担负着人类健康教育者的重要角色。

健康教育与健康促进在社会人群的健康维护及促进中将显示越来越重要的作用,护理领域需要新的反应、新的行动来适应这种发展趋势,迎接机遇与挑战,发展、建设学科。护理领域不能再局限于医院,要"走出去",与社区、学校、工作场所合作,建立一种新的工作关系;以学校、社区、工作场所为基地提供咨询、危机干预、紧急救援等卫生服务。这要求护理工作者更新观点,学习与掌握相关的理论与知识,另一方面要把所学到的理论应用到计划与策略制订的健康教育与健康促进实践之中。健康教育与健康促进已成为疾病控制的首选对策,护理工作可通过开展需求评估、进行综合干预、加强社区动员等健康促进策略应用于许多疾病的预防控制。

一、概述

(一)医院健康教育

就医院而言,医院健康教育泛指各级医疗保健机构和人员在临床实践的过程中,伴随医疗保健活动而实施的健康教育,是以健康为中心,以医疗保健机构为基础,为改善患者及其亲属、社区成员和医院职工的健康相关行为所进行的有组织、有计划、有目的的教育活动与过程。患者健康教育是医院健康教育的重点,健康教育处方是医院健康教育与健康促进的有效载体。

狭义的医院健康教育又称临床健康教育或患者健康教育,是以患者为中心,针对到医院接受医疗保健服务的患者及其亲属所实施的健康教育活动,其教育目标是针对患者个人的健康状况和疾病特点,通过健康教育实现三级预防,促进心身康复。医院健康促进是健康教育和能促使患者或群体行为和生活方式改变的政策、法规、经济及组织等环境支持的综合。各级医务人员是健康教育与健康促进的组织者与实施者,同时也是健康教育的接受者。

(二)护理健康教育

护理健康教育是指在护理工作中对服务对象进行健康教育、健康指导的工作。护理健康教育学是护理学与健康教育学相结合的一门综合学科,它以患者及其亲属为研究对象,利用护理学和健康教育学的基本理论和基本方法,通过对服务对象进行有目的、有计划、有评价的教育活动,提高其自我保健和自我护理能力,达到预防疾病、保持健康、促进健康、建立健康行为、提高生活质量的目的。

护理健康教育学是健康教育系统中的一个分支,是主要由护士进行的、针对患者或健康人群所开展的具有护理特色的健康教育活动。护理健康教育也是一个十分宽泛的概念,按教育场所可分为:医院护理健康教育、社区护理健康教育、家庭护理健康教育等;按目标人群可分为:儿童护理健康教育、青少年护理健康教育、妇女护理健康教育、老年护理健康教育等;按教育的目的或内容可分为:疾病护理健康教育、营养护理健康教育、生理与病理健康教育、心理护理健康教育等。

(三)护理健康教育的意义

在护理领域中对护理对象进行健康教育主要具有两个方面的意义。

1. 高质量的健康教育具有提高患者依从性、减轻患者心理负担,增强各种治疗效果的作用。使护理对象的治疗、护理效果更令人满意。表现为患者的住院周期缩短、并发症减少和自我照顾能力增强,并促进护理对象的健康,更好地预防疾病再次发生。

2. 护理对象有得到健康教育的权利,为护理对象提供所需的知识,使其能够正确地选择与使用医疗、护理资源和保护自己免受一些不正确广告宣传的误导。对护理人员来说,做好健康教育,可以加强护患关系,使护理人员的知识发挥更大的作用,更好地体现自身的价值,提高护士在患者心目中的地位,有利于社会及患者进一步认识护理工作。

(四)21世纪护理领域健康促进的重点

1. 增加对健康发展的护理力量的投入及对现有投入的重新安排,促进社会人群健康和生活质量的提高。重点应反映以下人群的需要:妇女、儿童、老人、穷人和边远地区群众。

2. 巩固和扩大健康合作伙伴关系。护理作为一门专业,应在相互理解、相互尊重的道德原则基础上,与各个领域建立透明的、可评估的健康合作伙伴关系。

3. 加强社区人群的健康教育与健康促进,呼吁和号召全社会健康促进行动。

4. 努力保证健康促进护理方面的"健康环境"(settings of health)。健康促进实施的质量应与奖励制度挂钩;开展各种激励机制影响卫生部门、医院和私人的活动,以保证最大程度地利用资源;基层护理人员的技能培训和实践应加以鼓励;要加强实践研究、收集经验资料,以完善计划、实施和评估。

5. 急救部门(emergency departments,Eds)健康促进的有利环境。Eds存在与患者、社区、组织需求相关的实施健康促进的大量潜在机会,是实施健康促进干预项目的理想环境,特别是新增病、感染病。

二、基本程序

近年来,广大护理工作者已经掌握或正在掌握护理程序这一科学的理论和方法,使护理问题可以通过护理程序得到更好的解决。应用护理程序开展健康教育使健康教育工作有别于以往的卫生知识宣传教育,使健康教育不仅仅是作为一种宣传手段,而且也成为一种护理和治疗手段,是护理学科发展的重要成果。与应用护理程序开展临床护理一样,护理健康教育程序也包括以下5个基本步骤。

(一)评估

护理健康教育评估阶段通过系统地、动态地收集受教育者学习需求的资料和信息,为分析并正确做出护理健康教育诊断提供依据,可以获得对服务对象进行健康教育的基本资料,同时也为护理健康教育科研积累资料。

评估的内容主要包括两个方面:一方面是评估服务对象的学习需要,即患者是否存在学习需要,学习需要在哪些方面;另一方面是对有可能影响服务对象学习效果的一些因素进行评估,主要是从服务对象的生理、心理、社会文化、发展和精神5个方面来评估,包括服务对象的文化水平,各生理功能状况,心理状况,对自己健康的了解程度,过去的经历以及学习目标,家庭及社会支持体系的状况等。评估是应用护理程序对患者进行健康教育的第一步,评估内容是否正确对后几步都起着关键性的作用,因此要注意随时收集有意义的资料。通过评估帮助学员确定学习内容的优先顺序、辨别促进其学习能力和兴趣的方法。

(二)诊断

健康教育诊断是在护理工作的范围内,护士有能力做出判断并加以解决的服务对象有关健康知识与能力方面存在的问题,其表达形式有以下两种。

1.“知识缺乏”作为健康问题成为护理诊断的第一部分,后接特定的知识缺乏范围。

2.“知识缺乏”作为原因成为护理诊断的第二部分,公式为:有……的危险:与(特定的)知识缺乏(或技能缺乏)有关。

(三)计划

护理健康教育计划是为达到健康教育目的而设计的教育方案,是护士合理利用资源,协调和组织各方面的力量以实现健康教育目标的重要手段。制订健康教育计划应遵行以下几个方面的原则:①目的明确,重点突出,切忌面面俱到,包罗万象;②具有实际操作的可行性;③有灵活性;④服务对象参与目标的制订。健康教育计划主要确定的内容如下。

1. 确定学习目标　它是护士所期望达到的患者健康状况或行为上的改变,也是评价护理健康教育效果的标准。

2. 确定教学内容　教学内容的选择必须以学习目标为基础,针对服务对象的具体情况选择适当的有针对性的内容,应以服务对象的需要为中心。

3. 确定教育方法　健康教育是护理与教育的有机结合。应用教育学的基本方法是开展护理健康教育的有效途径。不同的教育方法具有不同的教育效果,而丰富多彩的教育方法为我们有针对性地开展护理健康教育提供了最佳的教育手段。常用的护理健康教育方法主要有讲授法、谈话法、演示法、读书指导法、参观法、实验法、实习作业法、技术操作法、咨询法、小组法等 20 种。对一个具体的患者,护理人员应综合考虑选择最适合该患者的教育方法。

4. 确定教育时间　教育时间的安排对于教学活动能否达到预期的目标非常关键,因此,每项活动的开始和完成时间都要进行估计。

(四)实施

实施阶段是将计划中的各项教育措施落到实处的过程,护士应注意掌握沟通技巧,掌握服务对象的心理、社会、家庭状况。因人而异,采取不同的方法、途径,保证有效的健康教育。

(五)评价

对教育效果做出判断,评价是护理程序的重要一环,其目的是随时修正原有计划、改进护理工作,可按以下几个方面进行评价。

1. 教育需要　评价服务对象学习需要是否为其的真正需要,是否被满足,是否有遗漏。

2. 教学方法　评价教育方法是否恰当、教学材料是否适宜,教学的时机与场合是否恰当等。

3. 教学目标　目标是否适合,有无达到或达到的程度等。可按不同的目标类型采用不同的评价方法。知识性目标的评价可采用让服务对象复述、解释等方法;技能性目标的评价采用让服务对象演示的方法,评价其掌握的程度;态度性或行为改变的目标可采用观察等方法。

三、内容

(一)医院患者的护理健康教育

1. 入院教育　入院教育是住院患者健康教育的基础内容,包括病室人员、环境、工作与休息时间、住院规则等内容的介绍等。其目的是使住院患者积极调整心理状态,尽快适应医院环境,配合治疗,促进康复。

2. 心理卫生教育　心理因素对疾病的发生、发展及转归有着重要的影响作用。所有住院患者都可能或多或少存在这样或那样的心理健康问题,护理健康教育者要研究患病心理,了解不同类型心理指导,帮助患者克服这些问题,安心住院治疗。

3. 饮食指导　合理适当的饮食将有助于疾病的康复,如高血压患者宜用低盐饮食,发热患者宜多饮水,手术前后的患者应根据不同手术选择恰当的饮食等。饮食指导同时要注意培养患者的饮食习惯,使患者即使在出院后也能合理饮食。

4. 作息指导　指导患者根据医院病房的特点调整睡眠时间,避免因为不适应病房的作息时间影响休息而不利于患者的康复。凡有活动能力的患者都应向患者说明活动和休息的重要性,对需要卧床的患者也应指导其做力所能及的床上锻炼。

5. 用药指导　应该向患者说明遵医嘱、按时服药的重要性,同时应策略地讲清有些药物可能出现的不良反应,严重时及时与医师和护士联系。

6. 特殊指导　凡需要特殊治疗及护理的患者都应做好相应的教育指导,如对手术的患者应做好术前、术后指导。

7. 健康相关行为干预　行为干预是指在传播卫生保健知识的基础上，有计划、有目的、有针对性地协助患者中有特定健康行为问题的人学习和掌握必要的技能，改变不良卫生行为习惯，采纳健康行为。

8. 出院指导　患者住院基本恢复健康后，在出院前，护士应给予出院指导，目的是巩固住院治疗及健康教育效果，进一步恢复健康。出院指导应特别注意对预防疾病再次发生的指导。

(二)社区人群的护理健康教育

社区健康教育和健康促进是新时期卫生改革的主题之一，是促进社区人群健康，预防和控制慢性疾病最经济、有效的途径。开发利用社区资源、进行社区重点人群教育与培训、制订社区健康促进规划、加强健康信息传播等，可促进社区人群的健康和生活质量。

1. 老年人群的健康教育　文献报道，健康教育对老年患者的健康促进发挥了明显的作用。我国老年人群的健康教育内容主要包括饮食、运动、戒烟限酒、用药指导、心理、慢性病管理、常见急救知识、常用护理技术。其中得到最广泛传播的内容有饮食、运动、心理和慢性病管理。教育方式包括集体讲座、书籍、录像、板报(宣传画)、报纸、广播、电视、家庭随访、健康咨询等形式，其中应用较为普遍的是集体讲座、板报和健康咨询。有研究者认为家庭服务是对老年患者实施健康教育的有效方法，老年患者因身体的原因很少有机会接受群体性健康教育，可以将一些易于掌握，不会引起严重后果的护理技术作为健康知识传授给患者、亲属，让其自己操作，这种"授人以渔"的方法更能提高老年患者的自我保健能力。

对老年人群健康教育研究探讨表明，我国老年人群健康教育的发展重点将集中在以下几个方面：①重视政策干预；②扩大干预对象范围，以慢性疾病患者为重点，覆盖到整个老年人群；③拓展教育内容。健康教育是我国社区老年人健康促进的主要方法。文献显示，健康观念和自我观念对自护行为有重要影响，但我国老年人目前的健康观念比较落后。因此，健康教育中应该包含有关健康观念和自我观念的内容。尤其要在老年人中开展有关衰老的教育，倡导健康老龄化的新观念。另外，要加大老年人群健康教育的研究力度，注重研究设计的质量，加强对健康促进工作长期效果的研究。护理将在多元化场所服务，向社区老人提供长期预防、保健、健康咨询，对慢性病患者和康复患者主动追踪信息。

2. 妇幼保健健康教育　健康教育作为妇幼保健的六大功能之一，在妇幼保健工作中地位尤显重要，开展多方面、多层次的健康教育，达到健康促进是健康教育的新模式。妇幼保健健康教育可依照《母婴保健法》要求进行优生、优育、优教指导，包括对新婚夫妇的健康教育、孕期健康教育、年轻父母的健康教育、母乳喂养健康教育等。深入群众,深入社区,开设多个咨询门诊,开出健康教育处方。开展院内教育—爱婴教育—三优教育—社区教育,一改以往单纯的宣传教育的健康教育模式,与妇联、计生、教育、街道、民政等部门共同协作,取得各级妇幼保健人员的大力支持,使健康教育工作跃上一个新台阶。女性属于依赖性相对较高且较脆弱的人群,青春期、妊娠期、围绝经期(更年期)由于生殖生理功能和心理发生明显特殊的变化,被认为是妇女一生的几个特殊时期。做好妇女特殊时期的生理保健与心理保健,是社区护士促进妇女健康工作的重点。有研究者认为女性生殖健康主要面临采取避孕措施、避孕措施失败补救、避孕节育知识缺乏、生殖道感染和性传播疾病、婚前性生活和未婚先孕现象严重等问题,需采取分层教育的方法,使妇女在生命周期的每个阶段都受到生殖健康的服务;采取多样化、多渠道的手段,使妇女有各种机会和途径得到生殖健康的教育。护士是健康教育的信息提供者,应根据儿童的生长发育特点和各期的不同需要,把健康的信息提供给家庭、学校和社会,使他们为儿童的成长创造愉悦的环境,培养积极向上的心态和勇于拼搏的精神,提供创新的娱乐场所,以满足儿童生长发育的生理和心理特点。

(三)护理健康教育中存在的问题

护理健康教育是社会发展和医学进步的产物,是整体护理的重要组成部分,但客观地评价其水平,大体上还处于初始阶段,查找制约护理健康教育活动深入发展的因素,采取相应的措施,对于护理健康教育工作的开展具有重要的意义。

1. 存在的误区　主要包括认为健康教育就是卫生宣教;认为健康教育就是传授疾病知识;认为健康教育患者只是被动接受;认为进行健康教育就是开展整体护理等。

2. 相关知识缺乏　护理健康教育是一门涉及多学科的应用学科,这些学科在健康教育活动中相互渗透、相互补充。我国的护理健康教育工作没有形成科学有效的教育系统,而且在理论和体制保证方面还不够完善,可参考的护理文献及书籍比较少,又缺乏系统的护理健康教育理论知识及能力培训。在实践方面采用的方法比较简单,停留在一般性的知识宣传上,且内容泛化,针对性和实用性不强。

3. 缺乏系统的质量控制　护理专业开展健康教育的历史较短,尚未建立有效的质量控制管理体系。在管理方面对健康教育工作的要求和评价也基本局限在知识传递层面,缺乏效果评价。

4. 社区健康教育服务开展较少　我国的社区护理正处在起步阶段,人力资源等各方面投入严重缺乏,使护理服务项目开展受限、服务内容及服务覆盖人群过少,没有建立起真正意义上的社区健康教育服务网络。

　　提高健康教育培训方面的整体水平,培养大量的具有一定能力和水平的护理骨干,是护理健康教育活动持续深入发展的重要因素;普及健康教育知识,将健康教育相关课程纳入中等、高等、继续教育等各层次护理教育中,培养健康教育专业化人才,都将会对护理健康教育工作的发展起到积极的促进作用。

第2章

护理学系统和理论

第一节 护理系统论

一、系统论

1. 概念

（1）系统指由若干相互联系、相互作用的要素所组成的具有一定功能的有机整体。系统的基本属性包括整体性、相关性、动态性、目的性、层次性。

（2）系统论是研究自然、社会、人类思维领域及其他各种系统、系统原理、系统联系和发展规律的学科。根据系统论的观点，护理的服务对象——人，是一个系统，由生理、心理、社会、精神、文化等部分组成，同时人又是自然和社会环境中的一部分。人的健康是内环境的稳定及内环境与外环境间的适应和平衡。

一般系统论是关于次系统与超系统的学说，指出一个系统是由许多相互关联、相互作用的要素组成的整体，每个要素都具有其独特的功能，系统本身具有整体功能，且几个系统可联合成更大系统，系统是按复杂程度的层次排列组织的。

2. 系统的基本属性

（1）整体性：主要表现为系统的整体功能大于系统各要素功能的总和。

（2）相关性：是指系统各要素之间是相互联系、相互制约的，其中任何一个要素发生了功能或作用的变化，都要引起其他各要素乃至于整体系统功能或作用的相应变化。

（3）动态性：是指系统随时间的变化而变化，系统的运动、发展与变化过程是动态性的具体反映。如系统为了生存与发展，需要不断调整自己的内部结构，并不断与环境进行互动。

（4）目的性：任何系统都有自身特定的目的。系统通过与环境相互作用及各要素间的相互协调，不断调整自己的内部结构以适应环境的需要。

(5)层次性:任何系统都是有层次的。对于某一系统而言,它既是由一些次系统(要素)组成,同时自身又是更大系统的超系统(要素)。系统的层次性存在支配与服从的关系。高层次支配低层次,起主导作用。低层次从属于高层次,往往是系统的基础结构。

3. 系统论在护理中的应用

(1)促进整体护理思想的形成。根据一般系统论的观点,当机体的某一器官或组织发生病变,表现出疾病征象时,不仅需要提供疾病护理,而且还应提供包含生理、心理、社会等要素的整体性照顾。因此,一般系统论促进整体护理思想的形成。

(2)作为护理理论或模式发展的框架。许多护理理论家应用一般系统论的观点,作为发展护理理论或模式的基本框架,如罗伊的适应模式、纽曼的系统模式等。

二、成长与发展理论

1. 弗洛伊德的性心理学说　弗洛伊德学说包含三大理论要点。①弗洛伊德的意识层次理论:弗洛伊德认为意识是有层次的,分为意识、前意识和潜意识。②弗洛伊德的人格结构理论:本我是人格最主要的部分,自我是大脑中作用于本我与外部世界的一种特殊结构,其功能是在本我的冲动和超我的控制发生对抗时进行平衡。超我为维持社会准则的一种特殊结构,属良心和道德范畴。③弗洛伊德的人格发展理论:他将性心理发展分为 5 个阶段。口欲期为 1 岁以前,此期原欲集中在口部;肛门期为 1~3岁,此期原欲集中在肛门区;性蕾期为 3~6 岁,原欲集中在生殖器;潜伏期为 6 岁至青春期,此期孩子把性和攻击的冲动埋在潜意识中,而将精力集中在智力和身体活动上;生殖期为青春期开始后,原欲又重新回到生殖器。

2. 艾瑞克森的心理社会发展学说　艾瑞克森认为人格的各部分分别是在发展的各阶段形成的,个体应通过所有这些阶段发展成一个完整的整体。艾瑞克森将人格发展分为 8 期,每一时期各有一主要的心理社会危机要面对,危机处理是否恰当将导致正性或负性的社会心理发展结果。解决得愈好就愈接近正性,也就愈能发展成健康的人格。运用艾瑞克森学说,护理人员可通过评估患者所表现出的正性或负性危机解决指标,分析在其相应的发展阶段上的心理社会危机解决情况,给予相应的护理。

3. 皮亚杰的认知发展学说　皮亚杰认为儿童思维的发展并不是由教师或父母传授给儿童的,而是通过儿童主动与环境相互作用,主动寻求刺激、主动发现的过程。认知发展过程分为 4 个阶段:①感觉运动期,0~2 岁,思维的特点是婴幼儿通过其身体的动作与感觉来认识周围的世界;②运思期,2~7 岁,此期儿童的思维发展到了使用符号的水平,但思维尚缺乏系统性和逻辑性,以自我为中心,观察事物时只能集中于问题的一个方面而不能持久和分类;③具体运思期,7～11岁,此期儿童摆脱了以自我为中心,能同时考虑问题的两个方面或更多方面,想法较具体,开始具有逻辑思维能力;④形式运思期,12岁以后,此期青年人思维迅速发展,进入纯粹抽象和假设的领域。皮亚杰的认知发展阶段学说被护理工作者广泛用在对儿童的教育及与儿童的沟通上。如在儿童教育方面提倡启发式教学,为儿童设定具体问题让其自己去解决,避免灌输式教学;又如在与儿童沟通时应注意避免使用抽象难懂的词句,从而达到有效的沟通。

三、人的基本需要层次论

1. 内容 马斯洛将人的基本需要按其重要性和发生的先后次序排列成5个层次,并用"金字塔"形状来加以描述,形成人的基本需要层次理论。①生理需要:是人类求生存的基本需要。②安全需要:生理需要一旦得到满足,安全的需要便愈发强烈。③爱与归属的需要:是第三层次的需要,它包括给予和得到两个方面。④自尊的需要:处于需要的第四层次。⑤自我实现的需要:指个人的潜能得到充分发挥,实现自己在工作及生活上的愿望,并能从中得到满足。它是最高层次的基本需要,是当所有较低层次的需要均获得满足后,方可达到的境界。

2. 一般规律 ①这些需要是人类普遍存在的;②一般情况下,生理需要是最重要的,只有它得到满足之后,人才得以生存,然后才考虑其他的需要;③有些需要需立即和持续予以满足(如空气),而有些需要则可以暂缓(如食物、睡眠),但它们最终是需要得到满足的;④通常是在一个层次的需要被满足之后,更高一层次的需要才出现,并逐渐明显;⑤各层次需要间可相互影响;⑥随着需要层次的向上移动,各种需要的意义是因人而异的;⑦层次越高的需要,满足的方式越有差异。

3. 需要层次论在护理中的应用 它可帮助护士:①识别服务对象未满足的需要,这些未满足的需要就是需要护士提供帮助和解决的护理问题;②能更好地领悟和理解患者的言行;③预测患者尚未表达的需要,或对可能出现的问题采取预防性措施;④需要层次论可作为护士评估患者资料的理论框架;⑤按照基本需要的层次,识别护理问题的轻、重、缓、急,以便在制订护理计划时妥善地排列先后次序。

四、压力理论

1. 压力与压力源

(1)压力:又称应激、紧张。对压力的定义倾向于有以下的表达。

1)压力是环境中的刺激所引起的人体的一种非特异性反应,这是"压力学之父"塞利(Selye)的观点。他所提出的非特异性反应是指一种无选择地影响全身各系统或大部分系统的反应。

2)压力是人与环境交互作用出现的一种结果,这是压力学理论家拉扎勒斯(Lazarus)的观点,认为压力是来自环境或内部的压力源的需求超过个人、社会等的适应资源时所产生的结果。

(2)压力源:凡是能够对身体施加影响而促发机体产生压力的因素均称为压力源。生活中常见的压力源有以下几类:①生理性压力源,如饥饿、疲劳、疼痛、生病等;②心理性压力源,如焦虑、恐惧、生气、挫折、不祥的预感等;③社会性压力源,如孤独、人际关系紧张、学习成绩不理想、工作表现欠佳等;④物理性压力源,如温度过冷过热、光线过暗过亮、噪声过大等;⑤化学性压力源,如空气、水污染,药物不良反应等;⑥文化性压力源,如人从一个熟悉的文化环境到另一个陌生的文化环境而出现的紧张、焦虑等不适应反应。

2. 塞利的压力理论　代表作《压力》(又译《应激》)。压力是人体应对环境刺激而产生的非特异性反应。由于人体都有一种努力保持体内平衡状态的倾向,当有任何破坏平衡状态的情况发生时,总会设法调整机体去适应改变,以避免平衡状态的破坏,因此,人体面对压力源产生的非特异性反应就是身体对作用于他的压力源所进行的调整。

3. 压力理论在护理中的应用　①明确压力与疾病的关系。压力理论清楚地揭示了压力与疾病的关系:压力可能成为众多疾病的原因或诱因,而疾病又会对机体构成新的压力源。②帮助护士识别患者压力,进而缓解和解除压力。③帮助护士认识自身压力,并减轻工作中的压力。

五、角色理论

1. 概念　为处于一定社会地位的个体或群体,在实现与这种地位相联系的权利与义务中,所表现出的符合社会期望的模式化的行为。所以,角色是人们在现实生活中的社会位置及相应的权利、义务和行为规范。

2. 护士角色　护士角色是指护士应具有的与职业相适应的社会行为模式。

3. 患者角色

(1)患者角色的定义和内容:患者角色就是社会对一个人患病时的权利、义务和行为所做的规范。美国著名的社会学家帕森斯(Parsons)将患者角色概括为4个方面:①患者可酌情免除正常的社会角色所应承担的责任,患者可以免除或部分免除其日常的角色行为和所承担的社会责任;②患者对其陷入疾病状态是没有责任的,他们有权利获得帮助;③患者有治好病的义务,有恢复健康的责任;④患者应主动寻求专门技术的帮助。

(2)患者角色的适应:常见的问题按其行为改变可分为以下几类。①角色行为缺如:指患者没有进入患者角色,不承认自己是患者,不能很好地配合医疗和护理;②角色行为冲突:指患者在适应患者角色过程中,与其患病前的各种角色发生心理冲突而引起行为的不协调;③角色行为强化:指患者安于患者角色,对自我能力表示怀疑,产生退缩和依赖心理;④角色行为消退:指患者适应患者角色后,由于某种原因,又重新承担起本应免除的社会角色的责任而放弃患者角色。

4. 角色理论在护理中的应用

(1)患者角色适应不良的护理

1)常规指导:在患者初次入院时护士应进行自我介绍,向患者介绍病区环境、医院管理制度,介绍有关的医务人员和同室病友,消除患者的陌生感和恐惧感,增强充当患者角色的信心。

2)随时指导:患者在住院期间面临各种检查和治疗,往往表现出焦虑、恐惧和不安。护士应正确掌握有关信息,及时进行指导,引导患者树立正确的角色意识,履行角色权利和义务。

3)情感性指导:一些长期住院、伤残或患重病的患者,容易对治疗失去信心、感到痛苦甚至有轻生的念头,有些患者在疾病的恢复期出现患者角色强化,对此护士应经常与患者沟通,了解患者的情感和情绪变化,并及时给予帮助,使其达到心理平衡状态。

(2)护士角色的冲突与协调

1)通过角色学习,提高角色扮演能力,使护士能较好地实现各种不同角色的期望。

2)协调护士角色与其他角色的关系,取得家人、朋友等角色伙伴的理解、支持和帮助。

3)协调角色伙伴的期望,使他们的期望符合护士的实际情况。

第二节　护理理论

一、纽曼健康系统模式

1. 内容

(1)贝蒂·纽曼(Betty Neuman)代表作为《纽曼系统模式在护理教育与实践中的应用》。纽曼健康系统模式是一个综合的、以开放系统为基础的护理概念性框架。模式重点叙述了三部分内容：与环境互动的人、压力源、面对压力源人体做出的反应以及预防。压力源是引发个体紧张和导致个体不稳定的所有刺激。

（2）纽曼认为护士应根据护理对象对压力源的反应采取不同水平的预防措施。

1）一级预防：当怀疑或发现压力源确实存在而压力反应尚未发生时，一级预防便可开始。一级预防的目的是防止压力源侵入正常防线。

2）二级预防：当压力源穿过正常防线个体表现出压力反应即出现症状、体征时开始的干预，即早期发现病例、及时治疗、增强抵抗力。目的是减轻和消除反应、恢复个体的稳定性并促使其恢复到健康状态。

3）三级预防：指继积极的治疗之后或个体达到相当程度的稳定性时，为能彻底康复、减少后遗症而采取的干预。三级预防的目的是进一步维持个体的稳定性、防止复发。

2. 纽曼健康系统模式与护理实践的关系　纽曼发展了以护理诊断、护理目标和护理结果为步骤的独特的护理工作步骤。

（1）护理诊断：首先护士需要对个体的基本结构、各防线的特征以及个体内、个体外、人际间存在和潜在的压力源进行评估；然后再收集并分析个体在生理、心理、社会文化、精神与发展各个方面对压力源的反应及其相互作用资料；最后就其中偏离强健的方面做出诊断并排出优先顺序。

（2）护理目标：护士以保存能量，恢复、维持和促进个体稳定性与患者及家属一起共同制订护理目标及为达到这些目标所采取的干预措施并设计预期护理结果。

（3）护理结果：是护士对干预效果进行评价并验证干预有效性的过程。评价内容包括个体内、外及人际间压力源是否发生了变化，压力源本质及优先顺序是否改变，机体防御功能是否有所增强，压力反应症状是否得以缓解等。

二、奥伦自理理论

1. 内容

（1）自我护理结构：自我护理是个体为维持自身的生命、健康和幸福所着手并采取的一系列活动，包括以下 3 个方面。①普遍性的自理需要，包括 6 个方面：空气、水分及食物；排泄功能；活动与休息的平衡；满足社会交往的需要；避免有害因素对机体的刺激；促进人的整体功能与发展的需要。②发展性的自理需要：在生命发展过程中各阶段特定的自理需要以及在某种特殊情况下出现的新的需求。③健康偏离性自理需要：指个体发生疾病、遭受创伤及特殊病理变化，或在诊断治疗过程中产生的需要。

（2）自理缺陷结构：这是奥伦理论的核心部分，阐述了个体什么时候需要护理。

（3）护理系统结构：为了说明患者的自理需要如何被满足，奥伦阐述了护理系统理论，并且指出护士应根据患者的自理需要和自理能力的不同而分别采取 3 种不同的护理系统。

1）全补偿护理系统：在此系统里，患者没有能力自理，需要护士进行全面帮助，以满足患者在氧气、水、营养、排泄、个人卫生、活动以及感官刺激等各方面的需要。

2）部分补偿护理系统：在此系统中，护士和患者共同承担患者的自理活动，在满足自理需要方面都能起主要作用。适用于手术后患者，尽管他能满足大部分自理需要，但需护士提供不同程度的帮助，如协助如厕、帮助更换敷料等。

3）支持-教育系统：在此系统中，患者有能力执行或学习一些必需的自理方法，但必须在护士的帮助下完成。帮助的方法有支持、指导，提供促进发展的环境或教育患者提高自理能力。

2. 奥伦自理理论与护理实践的关系　奥伦的理论及其自理观念被广泛地应用在护理实践中。以奥伦理论为框架的护理工作方法分以下 3 步。

（1）评估患者的自理能力和自理需要：护士可通过收集资料确定患者存在哪些方面的自理缺陷以及是什么原因引起的自理缺陷，来评估患者的自理能力和自理需要，从而决定患者是否需要护理帮助。

（2）设计恰当的护理系统：根据患者的自理需要和护理能力，在全补偿系统、部分补偿系统和支持-教育系统中选择一个恰当的护理系统，并结合患者治疗性自理需求的内容，制订详细的护理计划以达到恢复和促进健康、增进自理能力的目的。

（3）实施护理措施：根据护理计划提供恰当的护理措施，协调和帮助患者恢复和提高自理能力。

三、罗伊适应模式

适应模式是由美国护理理论家卡利斯塔·罗伊提出的。罗伊先后在理论专著《护理学简介：适应模式》《护理理论架构：适应模式》以及《罗伊的适应模式》中论述其理论观点。

1. 内容　罗伊适应模式的内容涉及对 5 个基本要素的描述，包括人、护理目标、护理活动、健康和环境。

（1）人：罗伊认为人作为护理的接受者，可以是个体，也可以是家庭、群体、社区或者社会人群。人是具有生物、心理和社会属性的有机整体，是一个适应系统。所谓适应系统，包含适应和系统两个方面。

1）刺激和人的适应水平构成适应系统的输入。罗伊认为刺激可分为 3 类：主要刺激、相关刺激和固有刺激。

2）人的行为是适应系统的输出。罗伊将输出分为适应性反应和无效反应。

3）罗伊用应对机制来说明人这个适应系统的控制过程。她认为有些应对机制是先天获得的,如对抗细菌入侵的白细胞防御系统,罗伊称其为生理调节器,而有些应对机制则是后天学习得到的,如应用消毒剂清洗伤口,罗伊称其为认知调节器。

4）生理调节器与认知调节器共同作用于 4 个适应层面或称效应器:生理功能、自我概念、角色功能及相互依赖。

（2）护理目标:罗伊认为护理的目标是促进人在 4 个适应层面上的适应性反应。

（3）护理活动:为了达到增进个体适应性反应的目标,护士可通过采取措施控制各种刺激,使刺激全部作用于个体的适应范围之内,同时也可通过扩展人的适应范围,增强个体对刺激的耐受能力,来促进适应性反应的发生。

（4）健康:罗伊认为健康是个体“成为一个完整和全面的人的状态和过程”。

（5）环境:罗伊认为环境是“围绕并影响个人或群体发展与行为的所有情况、事件及因素”。环境中包含主要刺激、相关刺激和固有刺激。

2. 罗伊适应模式与护理实践的关系　罗伊根据适应模式发展,将护理的工作方法分为 6 个步骤,包括一级评估、二级评估、护理诊断、制定目标、干预和评价。

（1）一级评估:是指收集与生理功能、自我概念、角色功能和相互依赖 4 个方面有关的输出性行为,故又称行为估计。通过一级评估,护士可确定患者的行为反应是适应性反应还是无效反应。

（2）二级评估:二级是对影响患者行为的 3 种刺激因素的评估,通过二级评估,帮助护士明确引发患者无效反应的原因。

（3）护理诊断:是对患者适应状态的陈述或诊断。护士通过一级和二级评估,可明确患者的无效反应及其原因,进而可推断出护理问题或护理诊断。

（4）制定目标:是对患者经护理干预后应达到的行为结果的陈述。

（5）干预:是护理措施的制定和落实。罗伊认为护理干预可通过改变或控制各种作用于适应系统的刺激,使其全部作用于个体适应范围内。

（6）评价:在评价过程中,护士应将干预后患者的行为改变与目标行为相比较,确定护理目标是否达到,衡量其中差距,找出未达到的原因,然后根据评价结果修订或调整计划。

四、佩皮劳人际关系模式

1952 年,佩皮劳出版了《护理人际关系》一书,在此书中她列出了人际关系形成过程的各个时期在护理情境中的作用,以及用这一过程来研究护理的一些方法。

1. 内容　佩皮劳将人际关系(护患关系)分为4个连续的阶段。

(1)认识期:认识期是了解问题的时期,是护士和患者见面后互相认识的阶段。在本阶段的开始,护士和患者是陌生的,但在本阶段结束时,双方已能齐心协力地辨别问题,相处得比较自然,并做好准备进入下一阶段。

(2)确认期:确认期是确定适当的专业性帮助的时期。在这个阶段,患者对能满足其需要者做出一定的反应,一般有以下3种不同情况:①独立自主,不依赖护士;②与护士分担、相互依赖;③被动地完全依赖护士。

(3)开拓期:此期患者可以得到根据其需要和利益的所有可能的服务。患者也会逐渐感到从提供的服务中取得的帮助能使情况好转,并对学习为了达到目标应有的适当行为显示出自动性。

(4)解决期:此期患者的需要已经在护士和患者的共同能力下得到满足,因而他们之间的治疗性关系可以结束。

在整个过程中,这些阶段之间可能出现部分重叠和互相关联,尤其是在确认期和开拓期。

2. 佩皮劳人际关系模式与护理实践的关系

(1)佩皮劳人际关系模式为护理实践开辟了新的方向,佩皮劳带来了一种新思维、一种新方法、一种以理论为基础的,并指导护理实践的,有利于患者的治疗性工作。

(2)佩皮劳将重点放在护患关系上,要求在建立护患关系的整个过程中,贯穿和谐的、互相理解的、互相尊重的氛围,才可更广泛地理解患者的问题和提出切实可行的方法,从而双方才可得到满足和成长的体验。

(3)佩皮劳的核心思想是人际间关系,其基本理论是互动,这是理解护患关系的独特见解。

第3章

护理流程

第一节　概　述

一、护理程序

护理程序是护士在为护理服务对象提供护理照顾时所应用的工作程序,是一种系统地解决问题的方法,是在临床护理工作中,通过一系列有目的、有计划、有步骤的行动,对护理对象的生理、心理、社会文化、发展及精神等多个层面进行护理,使其达到最佳的健康状态。

(一)发展史

护理程序首先是由美国护理学家 Lydia Hall 于 1955 年提出,她认为护理工作是"按程序进行的工作"。之后,Johnson、Orlando 等专家也先后对护理程序进行了阐述,她们各自创立了由评估、计划和评价 3 个步骤组成的护理程序模式。1967 年,护理程序进一步发展成为 4 个步骤,即评估、计划、实施、评价,其中评估步骤中包含了做出护理诊断。1973 年北美护理诊断协会成立,在协会的第一次会议之后,许多护理专家提出应将护理诊断作为护理程序一个独立的步骤。自此,护理程序才由以往的 4 步发展成为目前的 5 步,即评估、诊断、计划、实施、评价。

(二)特性

护理程序是一个系统地解决问题的程序,是护士为护理对象提供护理照顾时使用的一种方法,这种方法可以保证护士有条理地、高质量地满足护理对象的需求,它具有以下特性。

1. 以护理对象为中心　由于同样的问题可以由不同的原因引起,故应针对患者不同需要而采取不同的措施。护士在运用护理程序工作时,需要充分体现护理对象的个体特性,根据护理对象生理、心理和社会等方面需要计划护理活动,充分体现了以"病人为中心"的整体护理,而不单纯只针对疾病、症状的护理。

2. 有特定的目标性　在护理实践中使用护理程序的主要目的是解决护理对象的健康问题,保证护士能为护理对象提供高质量的、以护理对象为中心的整体护理。

3. 涉及多学科的特性　护理程序的运用需要护士具备多学科的知识。护士灵活运用生物学、心理学、人文学及社会学的知识和人际沟通的技术和技巧,充分发挥护理程序的每个步骤的功能,使护理程序变成更为有效的工作流程。

4. 循环、动态的过程　护理程序并不是将5个步骤只执行一遍就可以停止了,而是需要随着护理对象反应的变化,不断地、重复地使用护理程序组织护理工作,因而它具有动态、持续变化的特点。

5. 互动性、协作性　护理程序的运用,是以护士与护理对象、护理对象家属以及其他健康保健人员之间相互作用、相互影响为基础。护士缺乏良好的人际沟通能力和合作能力,会阻碍护理程序的顺利进行。

6. 组织性和计划性　护理程序由特定的5个步骤构成,运用护理程序能有效地避免护理活动出现杂乱无章的现象。护理程序为护理工作者提供指南,按照程序要求,危及生命问题应优先解决,使护理服务有重点、有层次、有计划、有秩序,保证护理工作紧张有序地进行。

7. 具有创造性　护理程序的5个步骤虽然是固定不变的,但每个步骤的执行及其结果却因不同的护理对象或同一护理对象所处的不同情况而不同,护士可以科学地发挥自己的创造性,针对护理对象的具体需要提供个体化的护理。

8. 以科学理论为依据　护理程序的产生和发展是护理学科学化的结果,在护理程序中不但体现了护理学的现代理论观点,也有其他相关理论的运用,如系统论和基本需要层次论等。

9. 普遍适用性　无论护理对象是个人、家庭还是社区,无论护理工作的场所是医院、诊所还是老人院,护士都可以运用护理程序提供护理服务。

(三)流程关系

护理程序由评估、诊断、计划、实施、评价这5个步骤组成,这5个步骤不是各自孤立的,而是相互联系、相互影响,是一个循环反复的过程。例如,当患者入院后,护士要对患者生理、心理、社会等方面的状况和功能进行评估,即收集这些方面的有关资料,根据这些资料判断患者存在哪些护理问题,做出护理诊断,围绕护理诊断制订护理计划,之后实施计划中制订的护理措施,并对执行后的效果及患者的反应进行评价。

无论护理对象是个人、家庭还是社区,无论护理工作的场所是医院、诊所还是老人院,护士都应该以护理程序组织护理工作,因为这种科学的、有目的、有计划的工作方法是护士为护理对象提供高质量的、以护理对象为中心的整体护理的根本保证。

护理程序作为一种科学的工作方法和指导框架,对临床护理实践、护理管理、护理教育、护理科研、护理理论等方面都产生了积极作用,护理程序本身也是护理作为一门专业的标志之一。

二、护理程序的基础

护理程序的理论基础,既有社会学、心理学和医学科学的理论,又有近半个世纪以来新发展的护理理论。

(一)基本支持理论

护理程序需要相应的支持理论,如一般系统论、人的基本需要层次论、沟通理论等。这些理论适用于护理程序的不同步骤,如沟通理论适用于护理评估,人的基本需要层次论适用于护理诊断的排列顺序和制订护理计划,一般系统论构成护理程序的框架。护理程序作为一个开放系统,与周围环境互相作用。患者的健康状况是一个输入信息,通过评估、计划和实施,输出患者健康状况的信息,经过护理评价结果来证实计划是否正确。如果患者尚未达到健康目标,则需要重新收集资料、修改计划,一直到患者达到预期的目标,护理程序才告停止。因此,护理程序是一个循环的系统工程。

(二)专业支持理论

1. 自护论　自护论的基本思想,是把为了维护生命健康与安宁而进行的自我保护的活动看成是人的一种普遍本能。奥瑞姆于 1971 年首次提出自护(self-care)的概念。奥瑞姆自护论的基本思想是:①自理过程是一种普遍的本能;②自理行为是通过学习而获得的一种特定形式,是连续性的、有意识的行为;③当每一个人或集体都有效地进行自理时,则会促进人的整体性及个性功能的发展。

奥瑞姆自护论在理论上有 3 个结构:①自理结构,包括一般自理需要、发展阶段的自理需要和健康受损的自理需要;②自理缺陷结构,只有当个体自理能力缺陷时,才能决定是否需要护理;③护理系统结构,包括全补偿系统、部分补偿系统和辅助教育系统。

自护论指导思想在于强调患者自我护理对促进健康的意义;强调患者是康复过程中的主题;护理过程中要调动和激发患者的主观能动性。

2. 适应论　罗伊创立了适应论,适应(adaptation)一词来自拉丁词 adaptare,意思是调整,适应的最初含义就是调整。适应成功,就会消除扰乱人体的平衡因素,就是健康。适应的方式主要有以下两种。

(1)生理方面的适应:是生物体对所处环境做出的调整,在结构及功能方面的补偿。当一个人进入高原缺氧的环境,人的生理功能则会发生变化,红细胞和血红蛋白增多,这种代偿的生理反应能增加氧的传递,以适应外界缺氧的环境。

（2）心理状态的适应:是人的精神心理与外界环境形成的统一,如人们可能在短时间内承受突如其来的打击时,怎样理智地分析、应对和释放压力,而达到良好的适应。

三、对护理实践的作用

（一）对护理专业的作用

护理程序的运用进一步明确了护理工作的范畴和护士的角色,护士在临床工作中不仅仅是单纯地执行医嘱,还应发挥其独特性的功能。护理程序对护理管理提出了新的更高的要求,尤其在临床护理评价方面有了新的突破。护理程序的运用对护理教育的改革具有指导性意义。在课程的组织、教学内容的安排、教学方法的运用等方面促使教学模式的转变。护理程序同样推进护理科研的进步,引导科研的方向,使护士更注重将护理对象作为一个整体的人去考虑研究的重点和方向。护理程序本身就是护理专业化的重要标志。

（二）对护理对象的作用

护理对象是护理程序的核心。在应用护理程序的过程中,护士与护理对象密切接触,有利于与护理对象建立起良好的护患关系,有利于促进护理对象的康复进程;在护理中护士把服务对象作为整体的人看待,一切护理活动都为了满足其需要,服务对象是护理程序的直接受益者。

（三）对护理人员的作用

护理程序是系统化整体护理的核心。在护理实践中运用护理程序,使护理工作摆脱了过去多年来执行医嘱加常规的被动工作局面;护士运用知识和技能独立解决问题,培养了护士创造性的工作能力,取得成绩使护士增加了成就感;护理程序的运用,要求护士不断扩展自己的知识范畴,从而提高学习能力,促进护士在职教育和继续教育的发展;护士运用护理程序在解决问题的过程中,需要独立做出判断,锻炼了护士的决策能力;每天与不同的患者及患者亲属和其他医务人员的接触,不断增强护士的人际交往能力;在运用护理程序的过程中,护士不断思考、创造性地学习,也有利于促进护士建立科学的、评判性的思维。

第二节　评估内容

一、收集资料

收集资料是对患者各方面情况进行系统了解的过程,是护理的起点,以判断患者存在的健康问题,提出正确的护理诊断。

（一）种类

1. 按来源分类　包括主观资料和客观资料。主观资料是指患者对其健康状况的主观感觉,只能通过患者自己感受并描述出来,包括患者对自身各种症状的感受和诉说、对疾病的反应、对目前健康状态的认知。客观资料是护理人员通过观察(视、听、触、嗅)或借助医疗仪器及实验室检查所得的资料,如生命体征——体温、脉搏、呼吸、血压的变化;临床实验室检查——红细胞、白细胞、血红蛋白的值;患者表现——面色苍白、四肢厥冷;患者行为或现象——"哭泣""伤口流出暗红色脓血状液体"等,都属于客观资料。

2. 按时间顺序分类　可分为既往资料和现实资料。既往资料指在现病史发生之前的有关疾病的状况,包括既往病史、治疗史、既往生活习惯、过敏史等。现实资料指现在发生的有关疾病的状况,如现在的感受、自觉症状、生命体征、实验室检查结果等。资料在记录时,应注意维持其原始意义。护士通过收集资料,可不断地对患者进行护理评估。同时,查阅文献可提供专业理论知识及实验数据,并作为判断患者情况、提供护理措施的依据。

（二）内容

资料的内容:①一般资料,包括姓名、性别、出生日期、民族、信仰、婚姻状况、职业等;②现在身体健康状况,包括此次发病原因、表现,目前主要健康问题,检查结果,治疗情况等;③既往史,包括过去患病史,手术、外伤史等;④家族史;⑤过敏史;⑥护理体检结果;⑦心理社会状况。

（三）方法

护士在评估阶段收集资料的方法有 3 种:交谈、观察与护理体检。

1. 交谈　护士与患者的交谈是有计划、有特定目的的谈话,通过交谈,明确双方关心的问题,同时也为患者提供相关的信息。交谈还可促进护患关系的发展,创造有利于患者康复的治疗环境。在评估阶段,交谈的主要目的是收集资料。

2. 观察　观察是一种技巧,是通过视、听、嗅、触这 4 种感觉来获取患者有关的信息。

3. 护理体检　护士运用观察的技能,视诊、听诊、触诊、叩诊的方法,系统收集资料的过程,以评估患者的健康状况。

二、组织资料

资料收集后,护士可使用某一理论或模式设置的评估表格将资料进行整理,也可依所在医院使用的评估表格记录资料。护士经常使用的评估表格包括北美护理诊断协会（NANDA）归纳制定的 9 种人类反应形态，即：交换，相互给予与索取；沟通，传递信息；关系，彼此联络或建立联系；赋予价值，赋予相关价值；选择，自主性的决定；活动，活动能力或活动量；感知，对感觉或知觉的态度；认识，对知识及信息的了解；感觉，对身体或心理感受的了解。

三、记录资料

护士需将已收集的资料进行核实，以保证资料的真实性和准确性。核实资料主要包括确保所需资料全部收集；确保主、客观资料相符；得到遗漏的信息；资料是患者的症状和体征，而非护士的推断；避免错误地判断患者的问题。并非所有的资料都要核实，如身高、体重、用精密仪器测量出来的实验室结果被认为是真实的。护士记录所收集到的资料，是完成护理评估的最后阶段。护士应准确地记录有关患者健康问题的全部资料。

第三节　护理诊断

一、定义分类

（一）定义

目前使用的护理诊断的定义是 NANDA 在 1990 年提出并通过的，即：护理诊断是关于个人、家庭、社区对现存的或潜在的健康问题或生命过程的反应的一种临床判断，是护士为达到预期结果选择护理措施的基础，这些预期结果应由护士负责。

（二）分类

1. 交换　包括物质的交换、机体的代谢、正常的生理功能、结构功能的维持。

2. 沟通　包括思想、情感或信息的传递。

3. 关系　即建立联系，常指人际关系、家庭关系。

4. 赋予价值　与人的价值观有关的问题。

5. 选择　面对应激源或多个方案做出选择和决定等方面的问题。

6. 移动　包括躯体活动、自理情况等。

7. 感知　包括个体的感觉、对自我的看法。

8. 认知　对信息、知识的理解。

9. 感觉或情感　包括意识、知觉、理解力，感觉可以受到某个事件或某种状态的影响。

二、组成

(一)名称

名称是对护理对象的健康问题或护理对象接受护理治疗后产生反应的概括性描述。在护理诊断中常用于描述问题变化的修饰用语有改变、受损或损伤、增加、减少或降低、无效或低效、缺陷、急性或严重、慢性、紊乱、功能障碍、过多、潜在、增强、空虚等。从对护理诊断名称的判断上可以将护理诊断分为 3 类。

1. 现存的护理诊断 是对个人、家庭或社区目前存在的健康状况或生命过程中出现的反应的描述。如："活动无耐力""体液不足""心排血量减少""清理呼吸道无效"。

2. 危险的护理诊断 是一些易感的个人、家庭或社区对健康状况或生命过程可能出现的反应的描述。这类护理诊断目前虽然没有发生问题,但如果不采取护理措施则非常有可能出现问题。因此,危险的护理诊断要求护士具有预见性,当护理对象有导致易感性增加的危险因素存在时,要能够预测到可能会出现哪些问题,如大咯血的患者,存在"有窒息的危险",护理对象一侧肢体偏瘫,存在"有受伤的危险"。

3. 健康的护理诊断 是对个人、家庭或社区具有促进健康以达到更高水平潜能的描述。健康是生理、心理、社会各方面的完好状态,护理工作者的任务之一是帮助健康人群促进健康。健康的护理诊断是护士在为健康人群提供护理时可以用到的护理诊断。如"母乳喂养有效""潜在的社区应对增强""执行治疗方案有效"等。

以上 3 种护理诊断中,现存的和危险的护理诊断最为常用。健康的护理诊断 1994 年才被 NANDA 认可,对这类护理诊断的应用国内外护理界仍在探索中。

(二)定义

定义是对护理诊断的一种清晰、精确的描述,并以此与其他护理诊断相区别。每一个护理诊断都有自己特征性的定义,即使有些护理诊断从名称上看很相似,但仍可从它们各自的定义上发现彼此的差别,如"便秘"是指个体处于一种正常排便习惯发生改变的状态,其特征为排粪便次数减少和(或)排出干、硬粪便。"感知性便秘"是指个体自我诊断为便秘,并通过滥用缓泻药、灌肠和使用栓剂以保证每天排粪便 1 次。

(三)诊断依据

诊断依据是做出该诊断的临床判断标准。诊断依据常常是护理对象所具有的一组症状和体征以及有关病史,也可以是危险因素。护士在做出某个护理诊断时,不能凭空想象,而一定要参照诊断依据。诊断依据依其在特定的诊断中的重要程度分为主要依据和次要依据。主要依据是指形成某一特定诊断时必须出现的症状和体征,但不是每个人都一定会有的经历,对形成诊断起支持作用,为诊断成立的辅助条件。而次要依据是指在形成诊断时,大多数情况下会出现的症状和体征,但不是每个人都一定会有的经历,对形成诊断起支持作用,为诊断成立的辅助条件。

(四)相关因素

相关因素是指促成护理诊断成立和维持的原因或情境。现存的或健康的护理诊断有相关因素,而危险的护理诊断其相关因素常同危险因素,即导致护理对象对这种危险的易感性增加的因素,如生理、心理、遗传、化学因素及不健康的环境因素等。相关因素可以来自于以下几个方面。

1. 疾病方面　如"气体交换受损"的相关因素是可由肺组织功能下降引起。

2. 与治疗有关　如行气管插管上呼吸机的患者可以出现的"语言沟通障碍"问题。

3. 心理方面　如"睡眠型态紊乱"可以因患者过分焦虑而导致。

4. 情境方面　即涉及环境、有关人员、生活经历、生活习惯、角色等方面的因素。如"角色紊乱"的相关因素可能是患者承担着过多的角色和责任,而一时出现角色冲突等。

5. 发展方面　是指与年龄相关的各方面,包括认知、生理、心理、社会、情感的发展状况,比单纯年龄因素所包含的内容更广,如老年人发生便秘,常与活动少、肠蠕动减慢有关。

护理诊断的相关因素往往不只来自一个方面,可以涉及多个方面,如疼痛,可以是手术后的伤口引起,可以是急性心包炎时心脏压塞引起,可以因心肌缺血引起,可以因骨折引起,还可以是晚期癌肿侵犯神经引起。总之,一个护理诊断可以有很多相关因素,确定相关因素是为护理措施的制订提供依据。

三、陈述方式

护理诊断主要有 3 种陈述方式,即 PES 公式、PE 公式、P 公式,其中 PES 公式又具有 P、E、S 3 个部分,多用于现存的护理诊断。

1. PES 公式陈述方式

(1)P(problem)——问题,即护理诊断的名称。

(2)E(etiology)——病因,即相关因素。

(3)S(symptoms and signs)——症状和体征,也包括实验室、器械检查结果。

PES 公式陈述方式,例如清理呼吸道无效:咳嗽无力、排除呼吸道分泌物无效;与呼吸道感染有关。

2. PE 公式陈述方式　只有护理诊断名称和相关因素,而没有临床表现。多用于"有……危险"的护理诊断,因危险目前尚未发生,因此没有 S,只有 P、E。

PE 公式陈述方式,例如有感染的危险,与使用免疫抑制药治疗有关。

3. P 公式陈述方式　多用于健康的护理诊断。

P 公式陈述方式,例如潜在的精神健康增强。

四、与医疗诊断的区别

(一)潜在并发症的概念

在临床护理实践中常遇到这样的情况,护士所面临的护理对象问题无法被目前所有的 NANDA 护理诊断所涵盖,而这些问题确实需要护理提供干预或措施,正是出于试图解决这一问题的想法,1983 年 Lynda Juall Carpenito 提出了合作性问题(collaborative problem)这个概念。她认为需要护士提供护理的问题很多,可分为两大类:一类是经护士直接采取措施就可以解决的,属于护理诊断;另一类是要与其他健康保健人员尤其是医师共同合作解决的,护士主要承担监测职责,属于合作性问题。

合作性问题是需要护士进行监测以及时发现其身体并发症的发生和情况的变化,是要护士运用医嘱和护理措施共同处理以减少并发症发生的问题。并非所有的并发症都属于合作性问题,有些可以通过护理措施预防和处理的,则属于护理诊断,如肺癌的患者一旦出现大咯血"有窒息的危险";糖尿病患者出现糖尿病足"有感染的危险"均属护理诊断。只有那些护士不能预防和独立处理的并发症才是合作性问题,如白血病的患者在进行化学治疗时,需要密切监测血常规,因为化学治疗药物可导致骨髓抑制引起血小板减少从而引起出血,因此对这一问题提出"潜在并发症:出血",护士的主要作用是严密观察患者是否有出血发生。合作性问题有固定的陈述方式,即"潜在并发症(potential complication):××××",潜在并发症可简写为 PC。例如,PC:心律失常;PC:心源性休克;PC:电解质紊乱。

一旦诊断为潜在并发症,就提醒护士这个护理对象有发生这种并发症的危险,或护理对象可能正在出现这种并发症,护士应注意病情监测,及时发现并发症的发生,及早与医师配合处理。在书写合作性问题时,护士不要遗漏了"潜在并发症",否则就无法与医疗诊断相区别了。

(二)医疗诊断的区别

1. 与合作性问题的区别　护理诊断与合作性问题的区别在于对前者护士需要做出一定处理,以求达到预期的效果,这是护士独立采取措施能够解决的问题;后者需要医师、护士共同干预,对并发症做出反应,处理的决策来自护理和医疗双方面,对合作性问题,护理措施较为单一,重点在于监测。

2. 与医疗诊断的区别 医疗诊断是医师使用的名词,用于确定一个具体疾病或病理状态。护理诊断是护士使用的名词,用于判断个体和人群对健康状态、健康问题的现存的、潜在的、健康的、综合的反应。医疗诊断的重点在于对患者的健康状态及疾病的本质做出判断,特别是要对疾病做出病因诊断、病理解剖诊断和病理生理诊断,而护理诊断则侧重于对患者现存的或潜在的健康问题或疾病的反应做出判断。每个患者的医疗诊断数目较少且在疾病发展过程中相对稳定,保持不变,护理诊断数目较多,并可随着患者反应的不同而发生变化。例如,"乳腺癌"是医疗诊断,医师关心的是乳腺癌的进一步诊断和治疗,而护士关心的是患者患乳腺癌后的反应,如患者可能出现"恐惧""知识缺乏""预感性悲哀""自我认同紊乱"等护理诊断。

五、诊断过程

诊断过程实质上是一个评判性思维过程,即首先分析、综合所收集的资料,然后进行归纳和演绎推理,最后做出决定。诊断过程包括 3 个步骤:分析资料、分析问题、形成对问题的描述。

(一)分析资料

1. 将所收集的资料与正常值相比较 分析资料的目的是为了找出具有临床意义的线索。通过这些线索比较护理对象以往与现在的行为、健康状况而得到,也可将资料与人群标准值或与正常的生长发育相比较而得到。

2. 把线索分类,形成推论 线索分类是指把同性质的资料归类。归类时,可按NANDA 的 9 种人类反应型态,也可按 Marjory Gordon 的 11 个功能性健康型态或其他的护理模式进行分类。

3. 找出被遗漏和自相矛盾的资料 在进行资料分类的同时还须找出被遗漏的资料,才能形成正确的诊断。例如,一个患者腋温 36℃,但其皮肤潮红,心动过速,显然与资料相矛盾,护士需分析,检查体温表是否放好或体温表是否损坏了等原因后,重测体温。

(二)分析问题

在分析资料,问题初步确定后,护士应首先让患者确认其自身的健康问题。然后做出以下判断:哪些问题需要解决,问题是属于护理诊断的范畴还是医疗诊断或需协同处理的问题的范畴。

如果问题得到患者的确认,且能通过护理措施解决,接下来就要确定问题的原因所在。任何能引起问题或使潜在问题得以发展的生理、心理、社会、文化、发展、精神或环境因素都可考虑为问题的原因。如前所述,同一问题可有不同的原因,所采取的护理措施亦不同,因此,护士在确定原因时应尽可能做到准确无误,多考虑能用护理方法消除的原因。

(三)形成对问题的描述

在分析资料和确定问题后,护士就要对问题进行描述,即写出护理诊断以及护理诊断的依据。

六、注意事项

1. 使用统一的护理诊断名称　应尽量使用 NANDA 认可的护理诊断名称,统一的名称有利于护理人员之间的交流与探讨,有利于与国际接轨,有利于护理教学的规范,因此最好不要随意编造护理诊断。由于护理诊断源自美国,护士在最初使用时可能感到不习惯,但随着使用逐渐熟练,会越来越适应。至于有些情况现有的护理诊断无法涵盖护理实践中遇到的特殊问题,如"恶心、腹胀"等,也允许护士以护理问题的形式将此情况提出并予以解决,但前提必须是在现有的 NANDA 认可的护理诊断中确实无法找到与之对应的护理诊断,且需经过护士们的谨慎讨论并达成共识。

2. 明确找出每一个护理诊断的相关因素　在护理计划中制订的护理措施很多是针对相关因素的,相关因素往往是导致护理诊断出现的最直接原因。如"清理呼吸道无效与体弱、咳嗽无力有关",就比"清理呼吸道无效与肺气肿伴感染有关"要更为直接、更具针对性。另外,同一护理诊断可因相关因素的不同而具有不同的护理措施。例如,"清理呼吸道无效与术后伤口疼痛有关"和"清理呼吸道无效与痰液黏稠有关"这两个护理诊断虽然均为"清理呼吸道无效"的问题,但前者的护理措施是如何帮助护理对象在保护伤口、不加重疼痛的前提下将痰咳出,后者是如何使痰液稀释易于咳出。由此可见,只有相关因素正确,才能选择有效的护理措施。对相关因素的陈述,应使用"与……有关"的方式。有时相关因素从已有的资料中无法分析、确定,则可以写成"与未知因素有关",护士需进一步收集资料,明确相关因素。

3. 有关"知识缺乏"这一护理诊断的陈述　"知识缺乏"在陈述上有其特殊之处,陈述方式为"知识缺乏:缺乏……方面的知识",如"知识缺乏:缺乏骨折后功能锻炼的知识""知识缺乏:缺乏胰岛素自我注射方面的知识"等。下面的陈述都是不适合的,如"知识缺乏:缺乏冠状动脉粥样硬化性心脏病的知识",我们不可能也没有必要让护理对象掌握所有冠状动脉粥样硬化性心脏病的知识,这样写护士无法明确具体哪一部分冠状动脉粥样硬化性心脏病的知识需要着重教给护理对象。

再如"知识缺乏:与预防皮肤感染的知识不足有关",在这个诊断的陈述中使用"与……有关"不合逻辑。

4. 注意避免将临床表现作为相关因素进行护理诊断　陈述护理诊断时,应避免将临床表现误以为是相关因素,如"睡眠型态紊乱:与醒后不易入睡有关",醒后不易入睡是睡眠型态紊乱的表现之一,而非相关因素。

5. 列出护理诊断时应贯彻整体护理观念　护理对象的护理诊断应包括生理、心理、社会各方面,应全面地考虑患者存在的问题,对列出的护理诊断、诊断的依据和相关因素都应体现整体护理的观念。

第四节　护理计划

护理计划是护理过程中的具体决策过程,是护士与护理对象合作,以护理诊断为依据,制订护理目标和护理措施,以预防、缓解和解决护理诊断中确定的健康问题的过程。

一、排列顺序

1. 排序方法　将所做出的护理诊断按轻重缓急确定先后顺序,以保证护理工作高效、有序进行。

(1)首优问题:指威胁患者生命,需要立即解决的问题,否则将直接威胁患者的生命,如气体交换受损、心排血量减少等问题。

(2)中优问题:指虽然不直接威胁患者生命,但给其精神上或躯体上带来极大的痛苦,严重影响其健康的问题,如压力性尿失禁、躯体障碍等问题。

(3)次优问题:指那些人们在应对发展和生活中变化时所产生的问题,是与特定的疾病或其预后不直接相关的问题,如缺乏娱乐活动、疲乏等。

2. 排序原则　①优先解决危及患者生命的问题;②马斯洛的层次需要理论,先解决低层次问题,后解决高层次问题,必要时适当调整;③患者主观上迫切需要解决的问题可优先解决,因此如果可能,护理对象应参与到护理诊断排序的过程中;④危险性和潜在性问题,根据性质决定其序列。

二、确定目标

1. 预期目标　是护理活动预期的结果,是护理人员期望护理对象通过接受护理照顾后健康状态或行为、情感等的变化。将健康问题排序后,护士开始为每一护理诊断确立目标。护理目标或预期结果是护士经过护理行动，期望患者能达到的行为改变。

(1)短期目标：指在相对较短时间内(一般指 1 周内)可达到的目标，例如"3 d 内患者能下地行走 10 m"。

(2)长期目标：指需要相对较长时间才能实现的目标，通常需要超过 1 周甚至数月才能实现，例如"2 个月内患者基本能做到生活自理"。

护理目标的陈述公式：主语＋谓语＋行为标准＋时间、条件状语。

2. 目标的组成

(1)主语：是指患者、患者的某一部分或某些特征，如患者的心率、尿量。当患者作为目标的主语时，通常"患者"二字可以省略。

(2)谓语：是患者将要完成的行动，是直接的、可观察到的行为改变。选用的动词要能够评价，如表达、示范、行走、站立、坐、描述、比较、使用、增加、减少、无等。

(3)行为标准：是指患者在完成特定行为时，应达到的水平，如"到本月底时体重增加 2kg""按无菌技术原则注射胰岛素"。

3. 目标书写原则

(1)以患者为中心：确定护理目标或预期结果时，应首先考虑患者的实际情况，描述的是患者将要做的事情，而非护士的护理活动。

(2)与患者的健康问题相符：护士根据患者的健康问题提出护理诊断，制定的目标应该是解决该问题后达到的标准，并指导护士采取能达到目标的措施。

(3)切实可行：目标必须是患者能达到的，所以在制定目标时应考虑患者的能力和社会支持系统等因素，同时也要考虑专业人员的知识水平、业务能力、医院的物质条件及时间，是否在护士的职责范围内等情况。

(4)使用可测量、可观察到的动词：目标表述要准确、具体，可观察到，能测量，不能用含糊不清的动词，如了解……、认识到……

(5)一个目标使用一个动词。

三、拟定措施

(一)措施内容

护理措施是护士帮助患者达到目标所采取的特定的实际行动。护理措施的内容包括评估性措施(评估患者的健康状态)、独立性措施(预防或解决实际问题)、健康教育、治疗性措施。

1. 评估性措施　评估是一特定的活动计划，用以发现患者的问题，是提供护理措施的基础。在执行护理行动之前、之中、之后,都需要评估患者,以明确患者对所接受的措施有无不适反应。

2. 独立性措施　护士能独立决定实施的措施,是注册护士自行或授权其他护理人员进行的护理行动,如为患者翻身、按摩皮肤、监测生命体征的变化。

3. 健康教育　护士在给患者提供措施的同时,还需要为其进行健康指导,使患者理解健康的意义,增强维护健康的行为。入院指导:介绍病室环境、医院规章制度、责任护士等。诊断性检查:各种化验检查、放射检查、B超检查、胃镜等检查的目的、方法及注意事项。

4. 治疗性措施　护士执行医嘱时所采取的行动,给药、输液、诊断试验,或与医师合作时采取的护理行动。

(二)制定措施

护理措施又称护理干预,是护士帮助护理对象实现预期目标的护理活动和具体实施方法,规定了解决健康问题的护理活动方式与步骤。

护理措施主要包括病情观察、基础护理、检查及手术前后护理、心理护理、功能锻炼、健康教育、执行医嘱、症状护理等。

(三)书写计划

护理计划是将护理诊断、目标、措施等各种信息按一定规格组合而形成的护理文件。护理计划的书写格式多种多样,以下介绍两种。

1. 将护理诊断、目标、措施(有时还有护理依据)、评价在一个表格中列出。

2. 采取标准化护理计划方式:指预先计划、印制好的用于具有某种共同问题患者的指南,如关于某一护理诊断的原因、目标和护理措施,或者是关于某种常见疾病的护理诊断。护士只需在一系列项目中勾出符合患者情况的项目,并注明日期和签名。

两种方式各有利弊。第一种方式为个体化强的方案,制定过程中不断运用所学知识,缺点是费时,不易掌握,因而更多地用于教学。标准化方案省时、简便,但容易忽略个性。

第五节　实施方案

实施是将护理计划付诸行动、实施护理目标的过程。实施护理计划是执行护理程序的第4个步骤,是依据制订的计划为患者执行护理工作。措施的实施是一个赋有智慧性及技术性的过程,是具体的护理行动,以帮助患者解决其健康问题,达到护理目标。

一、目的

1. 根据患者的需要执行护理活动。

2. 提供患者及家属护理指导与咨询。

3. 鼓励患者自理。

4. 激励患者维护其最佳健康程度。

5. 执行医嘱为患者进行治疗。

6. 与其他医务人员合作服务于患者。

二、步骤

1. 准备　①再评估护理对象：由于患者病情不断变化，因此收集患者最新资料，确认是否有新的健康问题出现；②审阅、修改护理计划：在将护理计划付诸实践之前，须再次审视计划，以判定患者健康问题是否真实存在，护理目标是否具体，护理活动是否合适；③分析实施计划所需要的护理知识与技术：准备执行实施活动前，护士应进行充分准备，包括自身（知识及技术操作）和用物准备，使自己和患者承受的危险和意外降至最低；④预测可能发生的并发症及如何预防；⑤组织实施计划的资源。

2. 实施　①运用观察能力、沟通技巧、合作能力和应变能力，娴熟地应用各项护理操作技术实施护理计划。②要与其他医护人员相互协调配合，还要充分发挥护理对象及家属的积极性，鼓励他们积极参与护理活动。③密切观察执行计划后患者的反应，有无新的问题发生，及时收集资料，迅速、准确处理一些新的健康问题与病情变化。密切观察患者的反应及效果。

3. 记录　亦称护理病程记录或护理记录。将提供的护理措施、患者的反应及护理效果记录下来，有助于护士交流护理活动，了解患者病情变化。对记录进行定期检查，是评价服务质量的依据。记录也是进行临床教学、科学研究的良好素材。

护理记录的方式有多种，比较常用的是 PIO 格式和 SOAPE 格式。

（1）PIO 格式：P（problem）代表护理问题，I（intervention）代表护理措施，O（outcome）代表护理。

（2）SOAPE 格式：S（subjective data）代表主观资料，即患者的感觉、主诉，如头痛、乏力等；O（objective data）代表客观资料，即护士观察、检查的结果，如生命体征、化验报告等；A（assessment）代表估计，指护士对上述资料的分析、解释及对问题的判断；P（plan）代表计划，指护士为解决患者的问题所采取的措施；E（evaluation）代表评价，即采取护理措施后的效果。

第六节　护理评价

评价是将实施护理计划后所得到的护理对象健康状况的信息与预定的护理目标逐一对照,按评价标准对护士执行护理程序的效果、质量做出评定的过程。评价过程也是护理人员运用评判性思维对护理活动的过程和结构进行评判的过程,评价贯穿于护理全过程。护理评价是护理程序的最后一个步骤,是一系统的分析过程,经过输入、转化、输出与反馈而不停地进行,因此,又是一个动态的过程。评价的形式有过程评价和结果评价,前者着重评价护士是否依循护理目标执行护理活动;后者则侧重于患者的健康状况和效果是否与护理目标一致。

一、评价方式

1. 医院质量控制委员会检查。

2. 护理查房。

3. 护士长与护理教师的检查评定。

4. 护士自我评价。

二、评价形式

1. 过程评价　护士每天依照护理计划为患者护理的同时,须评估患者每日健康状态的变化及对护理措施的反应,随时修订计划,并将提供的护理措施和观察到的结果记录下来。当护士与患者接触时,护士可随时评价患者的进展。

2. 结果评价　在制定护理目标时,已设定好评价的日期。评价时,护士可将患者当时的健康状况与设定的预期目标进行比较、判断。若患者的行为反应达到预期目标,计划即可终止;若目标没有达到,或继续执行计划,或找出患者无法获得计划中预期结果的原因,将计划修改,择期再评。

三、评价种类

1. 连续评价　是指在实施护理措施后立即进行评价。

2. 定期评价　指按一定的时间间隔评价预定目标的实现情况。

3. 终末评价　对患者出院时的健康状况、预期目标的实现情况的评价。

四、评价内容

1. 组织管理评价　包括各种护理文件的规范性、护士分工的组织形式、各类护理人员履行职责情况、病区的环境调节等是否有利于护理程序的实现。

2. 护理过程评价　包括护理病历质量、护理实施情况、护理程序工作方法的理解与运用等是否符合要求。

3. 护理效果评价　核心内容包括评价护理对象的行为和身心健康的改善情况是否达到了预期目标。

五、评价步骤

建立评价标准时应有护理标准作为评价的依据,护士按一致的要求或指标,客观地对患者的健康状况及护理效果进行评价。所制定的标准应是可以达到的、详细的、特定的且有临床实用性的。评价的标准就是行动的准则。收集评价资料通过护理过程的记录,与患者接触、交流,检查评估,查阅病历等方法收集患者各方面资料。护士分析资料的准确性,审查提供的护理活动,将所有资料与原定的目标进行对比,了解符合的程度及存在的差距。

1. 收集资料　通过护士直接观察、与患者交谈、体格检查和查看记录等手段,收集患者实施护理措施后的反应,即患者目前的健康状况。

2. 评价预期目标实现情况　将患者目前的健康状况与预期目标比较,判断目标是否实现和实现程度,有 3 种情况,即目标完全实现、目标部分实现、目标未实现。

3. 对整个护理程序进行重审。

4. 修改护理诊断和护理计划。

第4章

护患沟通

第一节　护士与患者的关系

一、护患关系性质

1. 护理工作中的人际关系　包括护患关系、医护关系和护护关系等,其中护患关系是护理人员面临的最重要的关系。

2. 性质

(1)护患关系是一种治疗性的人际关系(亦称专业性人际关系):护患关系是在护理服务过程中,护理人员与患者自然形成的一种帮助与被帮助的人际关系。与一般人际关系不同,在护患关系中,护士作为专业帮助者处于主导地位,并以患者的需要为中心。护士通过实施护理程序来满足患者的需要,从而建立治疗性的人际关系。护理人员的素质、专业知识和专业技术水平等会影响护患关系的建立。

(2)护患关系是专业性的互动关系:在护患关系中,护士与患者是相互影响的。双方不同的经历、知识、情绪、行为模式、文化背景、价值观、与健康有关的经验等都会影响彼此间的关系与交往。

二、护患关系基本模式

美国学者萨斯和苛伦德提出了医患关系的 3 种模式,这一模式分类也同样适用于护患关系。

1. 主动-被动型模式　这是一种传统的护患关系模式。在护理活动过程中,护理人员处于主动、主导的地位,而患者则处于完全被动的、接受的从属地位,即所有的护理活动,只要护士认为有必要,不需经患者同意就可实施。这一模式主要存在于患者难以表达自己意见的情况下,如昏迷状态、全麻手术过程中或婴幼儿等。这需要护理人员发挥积极能动的作用。

2. 指导-合作型模式　在护理活动过程中,护患双方都具有主动性,由护理人员决定护理方案、护理措施,而患者则尊重护理人员的决定,并主动配合,提供自己与疾病有关的信息,对方案提出意见与建议。这一模式主要适用于患者病情较重,但意识清楚的情况下。此情况下,患者希望得到护理人员的指导,积极发挥自己的主观能动性。

3. 共同参与型模式　这一模式在护理活动过程中,护患双方具有大致同等的主动性和权利,共同参与护理措施的决策和实施。患者不是被动接受护理,而是积极主动配合,参与护理;护士尊重患者权利,与患者协商共同制订护理计划。此模式主要适用于患慢性病和受过良好教育的患者。

三、护患关系分期

护患关系的建立、维持和结束可分为 3 期。

1. 第一期(初始期)　从患者与护士开始接触时就开始了。此期的主要任务是护患之间建立信任关系,并确定患者的需要。信任关系是建立良好护患关系的决定性因素之一。护士通过观察、询问、评估患者,收集资料,发现患者的健康问题,制订护理计划。患者根据护士的言行逐渐建立对护士的信任。

2. 第二期(工作期)　此期护患之间在信任的基础上开始合作,主要任务是护理人员通过实施护理措施来帮助患者解决健康问题,满足患者需要,达到护理目标。在护理过程中,应鼓励患者参与,充分发挥患者的主观能动性,减少其对护理的依赖。

3. 第三期(结束期)　在达到护理目标后,护患关系就进入结束阶段,此期的主要任务是圆满地结束护患关系。护士应了解患者对目前健康状况的接受程度,制订患者保持和促进健康的教育计划,了解护患双方对护患关系的评价,并征求患者意见,以便在今后工作中进一步改进。

第二节　护士与患者的沟通

一、概念

关于沟通的概念有很多,在这里我们为沟通给出的概念是:沟通是一个遵循一系列共同的规则互通信息的过程。

二、基本要素

沟通的过程包括沟通的背景或情景、信息发出者、信息、信息传递途径、信息接收者和反馈 6 个基本要素。

1. 沟通的背景或情景　指沟通发生的场所或环境,既包括物理场所,也包括沟通的时间和沟通参与者的个人特征,如情绪、文化背景等。不同的沟通背景或情景会影响对沟通信息的理解。

2. 信息发出者　指发出信息的主体,既可以是个人,也可以是群体、组织。信息发出者的社会文化背景、知识和沟通技巧等都可对信息的表达和理解造成影响。

3. 信息　是沟通得以进行的最基本的要素,指能够传递并被接收者所接受的观点、思想、情感等,包括语言和非语言的行为。

4. 信息传递途径　指信息传递的手段或媒介,包括视觉、听觉、触觉等。护士在进行沟通时,应根据实际情况综合运用多种传递途径,以帮助患者更好地理解信息。

5. 信息接收者　是接收信息的主体。信息接收者的社会文化背景、知识和沟通技巧等均可影响信息的理解和表达。

6. 反馈　指沟通双方彼此的回应。

三、基本层次

1. 一般性沟通　又称陈词滥调式的沟通,是沟通双方参与的程度最差,彼此分享真实感觉最少的沟通。双方往往只是表达一些表面式的社交性话题,如"今天天气不错""您好吗"等。在护患关系建立的初期,可使用一般性沟通帮助建立信任关系,并有助于鼓励患者表达出有意义的信息。但如一直维持在这一层次,将无法建立治疗性人际关系。

2. 陈述事实的沟通　是一种不掺加个人意见、判断,不涉及人与人之间关系的一种客观性沟通。这一层次的沟通对护士了解患者的情况非常重要,护士不应阻止患者以此种方式进行沟通,以促使其表达更多的信息。

3. 分享个人的想法　这一层次的沟通比陈述事实的沟通高一层次。患者对护士表达自己的想法,表示护患之间已建立起信任感,如患者向护士表达其对治疗的要求等。此时,护士应注意理解患者,不要随意反对患者。

4. 分享感觉　在沟通双方相互信任的基础上才会发生。沟通时个体愿意和对方分享他的感觉、观点、态度等。

5. 一致性的沟通　这是沟通的最高层次,指沟通双方对语言和非语言性行为的理解一致,达到分享彼此感觉的最高境界,如护士和患者不用说话,就可了解对方的感觉和想表达的意思。

四、沟通的形式

1. 语言性沟通　语言性交流分为书面语言交流和口头语言交流等不同的形式。书面语言常见的形式有信件、文件、报刊、书本,各项护理记录单。口头语言包括演讲、谈话等形式,工作中与患者进行的交流也是口头语言沟通的一种方式。

2. 非语言性沟通　非语言性沟通的形式有体语、空间效应、反应时间、类语言、环境因素等。其中体语包括躯体的外观、步态、面部表情、目光接触、眼睛运动、手势和触摸等。而空间效应中又可根据人类交往过程中的距离分为 4 种:亲密距离(人们处于此距离时能够互相触摸)、个人距离(约一臂长的距离)、公众距离(上课、演讲等运用的距离)、社会距离(工作单位或社会活动时常用的距离)。

五、影响有效沟通的因素

1. 受信息发出者和信息接受者各个因素的影响:包括生理因素、情绪因素、智力因素、社会因素。

2. 受环境因素的影响:物理环境和社会环境都对沟通具有一定的影响。

3. 受不当沟通方式的影响:突然改变话题、急于陈述自己的观点、虚假的或不适当的保证、迅速提出结论或解答、不适当地引用一些事实等。

六、常用的沟通技巧

有效的沟通是指接收者所收到的信息与发出者所表达的一致。促进有效沟通的因素包括以下几种。

1. 护士具备良好的职业素质。

2. 有利于沟通的环境。

3. 促进有效沟通的技巧

(1)全神贯注:沟通最重要的就是要注视对方。

(2)参与:适当地参与可促进谈话的进程。

(3)倾听:倾听并不是把别人所说的话听到而已,还应注意说话的声调、语言的选择、频率、面部表情、身体姿势及移动等。一个好的倾听者应做到:愿意花时间去倾听;学习如何在交流过程中集中精力;不随便打断别人所说的话;不要因对方的说话形态等分心;不要过早做出判断;仔细听出"话外话";注意非语言性沟通。

(4)核对:在交流中应不断地核对自己的感觉是否真实,这是一种获得或给予反馈的方法。

（5）反应：应在交流过程中答复或示范对方所说的内容。

（6）沉默：语言的技巧可以促进沟通，但语言不是唯一可以帮助人们沟通的方法。

（7）提问：提出问题可以引导谈话的进行。

第5章

临床常见症状的护理和健康教育

第一节 发 热

发热是指当机体在致热原作用下或各种原因引起的体温调节中枢的功能障碍时，体温升高超出正常范围，称为发热。正常人的体温受体温调节中枢控制，并通过神经、体液因素调节产热与散热两个过程，使其保持动态平衡。在正常情况下，不同的个体、同一个体不同时间或测量时的状态不同，体温可以有一定的生理变化。一般成年人清晨安静状态下，口腔温度 36.3～37.2 ℃，腋下温度 36.0～37.0 ℃，直肠内温度 36.5～37.7 ℃；在 24 h 内下午体温较早晨稍高，1 d 内体温波动不超过 1 ℃。在高温条件下、精神紧张、剧烈运动、劳动后、进餐或妇女月经前期、妊娠期，体温略高于正常。在低温环境、饥饿、睡眠中、服用镇静药物后，可使体温下降。老年人因代谢率偏低，体温相对低于青壮年。

一、临床表现

1. 临床分度　以口腔温度为标准，按发热的高低可分为以下几种。

(1)低热：37～38 ℃，多见于病情较轻、慢性病患者或功能性发热。

(2)中等度热：38.1～39 ℃，部分疾病伴发热时。

(3)高热：39.1～41 ℃，多见于急、重症患者。

(4)超高热：41 ℃以上可见于流行性乙型脑炎、脓毒血症性败血症、中暑及中枢性高热等。

临床上有学者提出，将发热分为短热程、中热程、长热程 3 种：短热程为<1 个月者，常见于感染性疾病，病原体可为病毒、支原体、衣原体、立克次体、细菌等；中热程为 1～3 个月者，仍以感染性疾病多见，尚可见于结缔组织疾病、恶性肿瘤等；长热程为发热病程达 3 个月以上，患者的发热症状可有反复，并非是发热持续达 3 个月以上，以免疫系统疾病、肿瘤多见，感染性疾病相对少见，也可有少数患者为神经功能性发热。

2. 临床过程

(1)体温上升期：一般临床表现可有疲乏无力、皮肤苍白、肌肉酸痛、畏寒或寒战。该期的特点为产热大于散热使体温上升。

体温上升有两种形式：一是骤升型,体温在几小时内达 39～40 ℃或以上,常伴寒战,小儿易伴惊厥,多见于疟疾、大叶性肺炎、败血症、流行性感冒、急性肾盂肾炎、输液或某些药物反应等；二是缓升型,体温逐渐上升在数日内达高峰,多不伴寒战,如伤寒、结核病、布氏杆菌病等所致的发热。

(2)高热持续期：一般临床表现为皮肤潮红、灼热、呼吸增快等。

该期的临床特点为：产热与散热过程在较高水平保持相对平衡。体温达到高峰后可持续一段时间,持续时间的长短与病因、病情等因素有关,可为数小时,如疟疾为数天,肺炎链球菌肺炎、流行性感冒则数周。

(3)体温下降期：一般临床表现为出汗、皮肤潮湿。该期的特点为散热大于产热,使体温降至正常水平。

体温下降有两种方式：一是骤降,体温于数小时内迅速下降至正常,常伴有大汗淋漓,常见于疟疾、急性肾盂肾炎等；二是渐降,体温在数天内逐渐降至正常,如伤寒、风湿热等。

3. 热型　主要是指在体温持续期的体温变化特征。不同的疾病热型的表现也不相同,临床上常见的热型有以下几种。

(1)稽留热：体温持续在 39～40 ℃或以上,达数天或数周,24 h 内体温波动范围不超过 1℃。常见于大叶性肺炎、斑疹伤寒、副伤寒等。

(2)弛张热：体温常在 39 ℃以上,波动幅度大,24 h 内体温波动达 2 ℃以上,体温最低时也高于正常水平,常见于败血症、风湿热、脓毒血症、肝脓肿、重症肺结核等。

(3)间歇热：高热期与无热期交替出现,体温常突然升高达 39 ℃以上,持续数小时降至正常,经过数小时或数天间歇后,体温又升高,如此反复交替,其波动可达数度。常见于疟疾、急性肾盂肾炎等。

(4)回归热：体温急骤上升至 39 ℃或以上,持续数天后又骤然下降至正常水平,高热期与无热期各持续若干天,有规律地互相交替、反复发作,常见于回归热、霍奇金病等。

(5)波浪热：体温逐渐上升达 39 ℃或以上,数天后又逐渐降至正常水平,持续数天后又再次升高,如此反复多次,体温曲线呈波浪起伏,常见于布氏杆菌病。

(6)不规则热：发热无一定规则,可见于结核病、风湿热、支气管肺炎、渗出性胸膜炎、感染性心内膜炎等。

由于抗生素、解热药、糖皮质激素的应用,使某些疾病的特征性热型变得不典型或呈不规则热型。老年人患感染性疾病时,发热可不明显或不发热,因此,临床上对发热患者应具体情况具体分析,综合判断。

二、治疗原则

1. 糖皮质激素的运用　糖皮质激素因具有抗炎、抗休克以及免疫抑制作用,因而对包括感染、血管性疾病、肿瘤等引起的发热都有良好的退热作用。一般情况下,在病因未明的发热患者中,不宜使用激素。

2. 抗菌药物的使用　对急性高热患者,疑为感染性发热且病情严重时,可在必要时,进行实验室检查和各种标本培养,根据初步临床诊断予以经验性的抗菌治疗。

3. 退热药的使用　高热中暑、手术后高热、婴幼儿高热等应采取紧急降温措施。应用退热药降温应审慎,体温骤然下降伴大量出汗时,可导致虚脱或休克。老年人和体弱者尤应注意。

4. 诊断性治疗　诊断性治疗应选用特异性强、疗效确切及安全性大的治疗药物。无特殊原因不得随便更换试验药物。

三、护理评估

1. 发热的原因或诱发因素　有无受凉、疲劳等;有无疫区接触史;有无与传染病患者接触史;有无服用特殊药物(如抗肿瘤药物及免疫抑制药);近期内有无接受放射治疗、化学治疗;有无外伤及手术史,流产或分娩史;家族中有无遗传性发热史等。正确判断是否为生理性发热,剧烈运动、劳动或进餐后、妇女月经前及妊娠期体温稍高于正常;在高温环境下体温也稍有升高。

2. 发热的表现

(1)热度及热型:发热程度、每日温差波动范围,发热持续时间及间歇时间等。

(2)体温的升降方式:观察起病情况的缓急,体温是骤升或渐升;还是骤退或渐退;是自动退热还是用药后退热。

(3)详细了解及记录发热的伴随症状:是否伴有畏寒、寒战、大汗或盗汗;是否伴有结膜充血、单纯疱疹、淋巴结肿大;有无咳嗽、咳痰、咯血、胸痛或恶心、呕吐、腹痛、腹泻,以及皮疹、出血、头痛、肌肉关节痛等表现。

3. 身体状况评估

(1)对中枢神经系统的影响:发热患者有不同程度的中枢神经系统功能障碍,表现为烦躁不安、头痛、头晕、失眠等。持续高热 40～41 ℃时可出现幻觉、谵妄,甚至昏迷。

(2)对循环系统的影响：主要是由于发热时交感神经-肾上腺素系统功能增高和血液温度升高对窦房结的刺激，表现为心率增快、心肌收缩力加强、血流加快等。体温每升高 1℃，成年人每分钟心率平均增加 10 次左右，儿童增加 15 次左右。

(3)对呼吸系统的影响：发热时，由于血液温度增高和酸性代谢产物的刺激作用，呼吸中枢兴奋使呼吸加深、加快。深而快的呼吸在增加散热的同时，也可引起呼吸性碱中毒。持续的体温升高可因大脑皮质和呼吸中枢的抑制，使呼吸变浅或不规则。

(4)对消化系统的影响：发热时交感神经系统兴奋性增高，消化液分泌减少，胃肠蠕动减弱，使食物的消化、吸收与排泄功能异常，可出现食欲缺乏、消化不良、恶心呕吐等。

(5)对泌尿系统的影响：体温上升和持续高热时，体内的水分和钠盐潴留，使尿量减少、尿比重增高。退热时，尿量增加，比重降低。

(6)代谢方面的影响：发热时，蛋白质的分解代谢显著增加，引起负氮平衡；高热期的患者尿和汗都减少，水、钠、氯在体内潴留，而退热期，皮肤和呼吸道水分蒸发增加，出汗增多，可引起脱水。发热患者维生素消耗增加且摄入不足、吸收不良，常发生维生素缺乏，尤其容易出现 B 族维生素和维生素 C 的缺乏。

4. 辅助检查　实验室检查具有重要意义，常规检查血常规、尿常规、肝功能、红细胞沉降率；血、尿的细菌培养以及胸部 X 线检查、腹部 B 超检查等。发热患者缺少特异性临床症状及体征时，则应做全面的实验室检查。

5. 伴随症状

(1)伴寒战：常见于大叶性肺炎、疟疾、败血症等。

(2)伴结膜充血：常见于急性传染性疾病早期，如麻疹、斑疹伤寒、流行性出血热等。

(3)口唇单纯疱疹：常见于肺炎链球菌肺炎、流行性感冒等。

(4)出血：常见于严重感染、某些传染病等。

(5)黄疸：提示为肝胆疾病或急性溶血性疾病等。

(6)淋巴结肿大：常见于急性淋巴细胞白血病、系统性红斑狼疮等。

四、护理目标

1. 体温恢复正常范围，并处于舒适状态。

2. 因发热引起的不良反应减轻或消失。

3. 无并发症或并发症被有效控制。

五、护理措施

1. 严密观察病情

(1)严密观察体温、脉搏、呼吸、血压、神志的变化。体温在 38.5 ℃以上时,每日测量体温 6 次;体温在 38～38.5 ℃时,每日测量体温 4 次;体温在 37.2～38 ℃时,每日测量 3 次体温,直至退热后 72 h。

(2)观察高热的伴随症状,如是否有寒战、皮疹等。

(3)观察体温异常的早期表现和体征,如出现皮肤湿冷、头痛、疲劳、食欲下降等。

(4)观察饮水量、饮食摄取量、尿量及体重变化。

2. 高热的处理

(1)物理降温:包括乙醇擦浴或温水擦浴、冰袋的使用等。常采用局部冷疗和全身冷疗两种方法。局部用冷疗法适用于体温 38.5 ℃以上的患者,使用冰袋、冰枕、降温贴等置于前额、腋下及腹股沟等处,并通过冷传导的方式起到散热的作用。使用冰枕和冰袋时注意不要使肩部和颈部受凉。全身冷疗法包括温水擦浴、乙醇擦浴、冰水灌肠。温水擦浴,用 32～34 ℃的温水进行全身擦浴,一般擦拭 5～10 min。温水擦浴使皮肤血管扩张,血流量增加,体温通过传导方式直接散发而达到降温的目的。当患者体温高达 39.5 ℃时,可用乙醇擦浴,用 50%乙醇 200～300 ml,温度 30 ℃左右。擦浴的原则是:自上而下,从外到内。上肢顺序为:自颈部沿上臂外侧到手背,自胸腋窝沿上臂内侧到手掌。下肢顺序为:自髋部沿大腿外侧到足背,自腹股沟沿大腿内侧到内踝,自股下沿腘窝擦至足跟。擦浴过程中,应随时观察患者的全身情况,有无面色、脉搏的改变,同时注意保暖。当擦至腋下、肋部、掌心、腹股沟、腘窝等部位时,应稍用力擦拭,直至皮肤发红,达到散热的目的。高热伴寒战的患者禁用皮肤擦浴,以免散热使体温过度降低。擦浴 30 min 后再测量 1 次体温,并做好记录。当体温高达 40℃的清醒患者选用 4℃的生理盐水 100～150 ml 灌肠,可达到降低机体深部温度的目的。

(2)药物降温:使用糖皮质激素、抗菌药物、退热药等,并观察用药后反应,防止体温骤然下降伴大量出汗时出现虚脱或休克。

3. 加强基础护理,防止并发症

(1)口腔护理:高热患者唾液分泌减少,口腔黏膜干燥,易发生口唇干裂、口干、舌苔过多等现象,应保持口腔清洁,晨起、餐后和睡前协助患者漱口。口唇干裂者应涂甘油予以保护。

(2)皮肤护理:高热患者在降温过程中常大量出汗,应及时擦干汗液,更换衣裤和被褥,注意皮肤清洁卫生和床单位平整、干燥。对长期持续高热者,应协助其改变体位,防止压疮、肺炎等并发症。

(3)休息可减少能量的消耗,有利于机体康复:高热者绝对卧床休息,低热者适当休息,保持室温适宜、环境安静、空气流通。

(4)眼睛护理:发热患者容易怕光,可给予患者眼罩或降低室内亮度,及时擦除眼角分泌物。

4. 心理护理

(1)体温开始上升的阶段:表现为寒战、呼吸快而深、心率加快、面色苍白,自觉发冷与口渴。患者心情恐惧、紧张、不安、烦躁;对发热毫无思想准备,会有一种害怕心理,安慰患者不急不躁,向其查询发热的可能原因,嘱患者需做必要的检查及注意事项,耐心地回答患者提出的各种问题,帮助解决临时的困难。

(2)体温继续升高到一定程度:患者表现为皮肤潮红、心率与呼吸频率加快,头痛、头晕等;高热者,可有谵妄、神志不清、幻觉、行为障碍等;儿童高热者,多有抽搐;多数患者全身乏力、关节酸痛、食欲缺乏及恶心、呕吐。护士应尽量解除由于高热带来的不适,遵医嘱给予患者适当的处理,并要热情地对待,尽量满足患者的需求,使体温下降、舒适感增加。

(3)患者体温下降时:皮肤潮红,出汗增加,精神爽快,头脑清楚,但是患者仍有虚弱感。如果病情允许,护士可陪伴患者外出活动,呼吸新鲜空气,有利于患者康复与舒畅胸怀。

(4)合理安排饮食,及时补充营养:患者在发热过程中分解代谢增强,体力消耗过多,需要给予营养补充,加之患者体温下降后消化功能得以恢复,食欲渐增,提高了对营养素的消化与吸收力,应尽量补给高热量、高蛋白、高维生素饮食,以满足患者的生理与心理需要。

六、健康教育

1. 在患者就诊期间,用各种方法宣传关于呼吸道疾病的传染源、传播途径、隔离时间、消毒隔离方法、发病特点、治疗、预防知识等。

2. 指导患者科学掌握关于自身疾病的知识,使患者和家属能够以正确的态度对待疾病,并能很好地自我防护。

3. 告诉患者正确留取和放置标本及有关医学检查和化验结果的意义,所用药物的不良反应。

4. 向患者通报关于疾病的转归,一般病程及症状,调动患者的健康情绪和治愈信心,使他们消除恐惧和焦虑,以健康的心态积极配合治疗。

5. 指导家属正确处理婴幼儿发热,肛温在 38～38.5 ℃时,多饮水,并辅以局部降温;肛温在 38.6～39.5 ℃时,给予解热镇静药;肛温 39.5 ℃以上时,予以温水擦浴。

6. 合理安排休息和活动:发热时代谢增快,进食少,消耗大,应卧床休息。儿童发热患者减少活动,避免剧烈运动,减少体力消耗。老年患者应注意房间的通风换气,不要剧烈运动,夏季穿宽松透气的衣服,以促进排汗,冬季发热排汗后应及时更换衣服,并注意保暖。

第二节　水　肿

当人体血管外组织间隙体液积聚过多时,称为水肿。水肿不是一种疾病,而是由某些疾病引起的一种临床表现,它可分为器质性水肿与功能性水肿两大类。这两类水肿均可表现为全身性水肿或局限性水肿。液体在组织间隙呈弥漫性分布时,为全身性水肿,常见于低蛋白血症或心、肝、肾的严重病变或功能不全及内分泌紊乱等。液体积聚于局部组织间隙内时,为局限性水肿,常见于局部静脉或淋巴回流受阻、炎症或变态反应等。功能性水肿女性多见,常与月经周期等有一定关系。当液体积聚在体腔内时为积液,如胸腔积液、腹腔积液(腹水)、心包积液等,是水肿的特殊形式。通常情况下,肺水肿、脑水肿等内脏器官的水肿不包含在水肿这一概念范围之内。水肿可为隐性,也可为显性。轻度水肿者,组织间液积聚较少,体重增加在 10％以下,指压凹陷不明显,称为隐性水肿;体重增加在 10％以上,指压凹陷明显者,称为显性水肿。

一、临床表现

皮下水肿是全身水肿或局部水肿的重要特征,表现为皮肤肿胀,皱纹变浅,弹性降低,指压后留有凹陷。这种外观所能观察到的现象称显性水肿,而外观不易观察到的、指压皮肤无明显凹陷的水肿称隐性水肿。不同疾病引起的水肿,其早发部位、扩展过程和分布特点都各有所不同。

1. 心源性水肿　水肿首先发生于下垂部位。非卧床患者水肿先出现于下肢,尤以踝部明显,缓慢向上延及全身;卧床患者水肿先出现于腰骶部。早期水肿程度存在昼夜变化,表现为白天踝部及下肢水肿,睡前水肿程度最重,休息后水肿减轻或消失;晚期出现全身性、对称性凹陷性水肿,常伴胸腔积液、腹水和心包积液,水肿部位每天随体位的改变而变化不大,但颜面部一般不水肿。此外,还可伴有右心衰竭的其他表现如颈静脉怒张、肝大、静脉压升高、心脏增大或呼吸困难、发绀等。当伴有营养不良或肝功能损害、血浆白蛋白过低时,也可出现颜面水肿。

2. 肾源性水肿　疾病早期多于早晨起床时出现眼睑或颜面水肿,以后可发展至全身水肿。肾病综合征患者常呈中度或重度水肿,指压凹陷明显,常伴有浆膜腔积液。

3. 肝源性水肿　发生缓慢,主要表现为腹水,全身水肿较轻。若患者长时间保持坐位或立位,或因其他原因致下肢静脉明显淤血,则下肢也可出现水肿,但颜面部和上肢常无水肿。

4. 营养不良性水肿　水肿发生前常有消瘦、体重减轻等表现。水肿分布从组织疏松处开始,然后扩展至全身皮下,以低垂部位明显,立位时下肢明显。

5. 体重增加　体重能敏感地反映细胞外液量的变化,无论是显性水肿还是隐性水肿,均可因液体潴留而致体重增加。当出现颜面及下肢轻度水肿时,体重可增加5%;颜面或下肢明显水肿,躯干部也显示水肿,此时体重可增加10%;颜面、躯干、四肢均明显水肿,并有胸腔积液或腹水、阴囊或阴唇水肿者,体重可增加10%以上。

6. 循环系统的表现　钠、水潴留可导致血容量增加,心脏因前负荷增加,使心排血量增大而致脉搏增快,血压升高,严重者可发生心力衰竭。

7. 尿量减少　因严重血容量不足,肾间质水肿等引起肾功能受损,肾小球滤过率下降。

8. 呼吸困难　胸腔积液可压迫肺,使肺扩张受限,尤其是中等或大量胸腔积液时,患者可出现胸部胀闷感、呼吸困难,甚至出现端坐呼吸和发绀。

9. 消化道症状　肠黏膜水肿使消化功能障碍,出现腹胀、食欲下降、恶心、呕吐、腹泻或便秘。

二、治疗原则

1. 病因治疗　如治疗肾病,控制心力衰竭,黏液性水肿患者采用甲状腺制剂长期代替治疗,药物性水肿者停药等。

2. 对症治疗　主要是利尿药和限制钠盐摄入。水肿产生的原因虽是多方面的,如心力衰竭、肾炎、肝硬化、营养不良等,但其实质主要是钠、水的潴留,而利尿药能作用于肾,促进以钠离子为主的电解质和水的排泄,故临床上常用于消除水肿。利尿药可根据病情选用,注意水、电解质平衡。

3. 其他　治疗并发症。

三、护理评估

1. 病因或诱发因素　从既往病史来了解水肿的原因,如有无心脏病、肾病、消化系统疾病、慢性消耗性疾病;询问饮食及营养状况,有无蛋白质摄入不足、摄盐过多等;

注意收集药物过敏史、激素治疗史,以及女性患者水肿与月经周期是否有关。

2. 水肿特点及伴随症状 询问水肿出现的时间、部位(初始部位及蔓延情况)、程度、发展速度,水肿局部的表现,水肿与活动、体位的关系等;是否伴有心悸、气急、咳嗽,有无头晕、少尿、血尿;有无恶心、腹胀,有无消瘦、乏力、易倦等原发疾病的症状。

3. 体格检查

(1)测量血压、脉搏、呼吸、体重、腹围等反映机体液体负荷量的项目,短时间内体重的骤然增加,也提示组织间隙有水、钠潴留的可能。

(2)皮肤:触诊皮肤,注意皮肤弹性,有无水肿、溃疡及继发感染。无论是全身水肿还是局部水肿,一般常在组织较疏松的部位或低垂部位,如眼睑、下肢等处,可发现皮肤肿胀、紧绷,皱纹变浅,弹性降低,指压后留有凹陷等皮下水肿的特征。

(3)与水肿原发疾病有关的体征:如全身营养状态,有无黄疸、蜘蛛痣、心脏杂音、胸腔积液、腹水、腹壁静脉曲张、颈静脉充盈、肝颈静脉回流征阳性、肝大、脾大等。

4. 判断水肿的程度 应根据评估结果判断水肿程度。水肿可分为轻度、中度、重度 3 种。

(1)轻度水肿:不易觉察,仅见于眼睑、眶下软组织,胫前、踝部皮下组织,指压后可见组织轻度凹陷,平复较快。

(2)中度水肿:下肢水肿至膝,指压后可见明显或较深的组织凹陷,平复缓慢。

(3)重度水肿:面部、四肢、躯干均水肿,低垂部位皮肤紧张发亮,甚至有液体渗出,此外,胸腔、腹腔、鞘膜腔可有积液,外阴部也可见严重水肿。

5. 水肿性质

(1)全身性水肿与局限性水肿:局限性水肿多与水肿部位附近炎症、静脉或淋巴回流阻塞有关,炎症性水肿占大多数。特点为起病较快,局部皮肤有红、热及压痛,可有体温升高、血常规白细胞增多,考虑疖、痈、丹毒、蜂窝织炎。如伴有局部浅组织疼痛、压痛,而无发热,应考虑肢体静脉血栓形成;在以上基础上,同时伴有发热,应考虑血栓性静脉炎;伴有小腿的静脉扩张、弯曲、隆起,站立时更明显,皮肤可见色素沉着及慢性溃疡形成,可考虑为下肢静脉曲张;起病缓慢,伴有发绀、气促、咳嗽与声音嘶哑,面部、颈部、上肢及上胸部水肿,颈静脉、前胸表浅静脉扩张,重时有胸腔积液、单侧上腔静脉压显著升高,考虑为慢性上腔静脉阻塞综合征;伴有腹胀、腹壁静脉曲张、下肢及阴囊(男性)、阴唇(女性)水肿,同时有肝脾大、腹壁静脉曲张及血流均向上(肝硬化时脐以下水平的血流应向下)、下肢静脉压升高,考虑慢性下腔静脉阻塞综合征或肝硬化;伴有突发、无痛、硬而富有弹性的局限性水肿,水肿的皮肤呈苍白或蜡样光泽,水肿中央微凹下、边缘无明显的界限,多有对药物、食物或周围环境过敏史,考虑变态反应性疾病的血管神经性水肿;全身性水肿多见于心脏病、肝病、肾病及营养不良性疾病,其次为内分泌障碍疾病、结缔组织疾病所致。

(2)凹陷性或非凹陷性水肿:凹陷性水肿主要见于心、肝、肾等疾病引起的全身性水肿。

(3)水肿与体位的关系:器质性疾病所致水肿,常随体位的变换而改变,如坐位时间较久,则下肢水肿加重,侧卧位时卧侧部水肿明显。功能性水肿与直立位有明显关系,当一天劳累后,体重常比清晨平均增加 1500 g 以上(正常人平均增加 40 g),所以,水肿往往在下午出现,晚间尤为明显,以下肢为重,晨起时水肿减轻,甚至消失,因此,又称直立性水肿。

6. 判断水肿病因　根据伴随症状与体征,正确判断水肿的病因,具有重要的临床价值。

(1)伴肝脾大、腹水、腹壁静脉曲张等,提示肝源性水肿。

(2)伴高血压、血尿、蛋白尿、腰部酸痛等,常为肾源性水肿;大量蛋白尿同时伴低蛋白血症、高胆固醇血症,多考虑为肾病综合征;蛋白尿同时伴管型尿、血尿多考虑为肾炎。

(3)伴活动后心悸、呼吸困难、不能平卧等,多提示为心源性水肿。

(4)伴进食少、消化不良、消瘦、贫血等,应考虑为营养不良性水肿的可能。

(5)伴表情迟钝、怕冷、毛发枯燥而稀疏、面部皮肤粗糙增厚、指压无凹陷,基础代谢率低,为黏液性水肿,有甲状腺功能低下的可能。

(6)与月经周期有明显关系,可能为特发性水肿。

7. 社会支持系统　包括患者的家庭成员组成,家庭经济、文化、教育背景;家庭成员对患者的关心和支持程度;患者的经济状况,工作单位和社会能够提供的帮助或支持;患者出院后的继续就医条件等。

四、护理目标

1. 保持皮肤完整性,防止感染。
2. 患者能陈述水肿的原因和预防的方法。
3. 患者能描述水肿护理中注意事项。
4. 水肿减轻。

五、护理措施

1. 体位　严重水肿尤其伴有大量胸腔积液、腹水的患者因肺受压及膈肌抬高,使呼吸运动受限而产生呼吸困难,原则上取坐位或半卧位,以便膈肌下降,增加肺活量,减轻呼吸困难;下肢水肿者应减少站立或坐位时间,尽量平卧,抬高下肢,以减轻水肿;阴囊水肿者可用托带托起阴囊,以利于水肿消退,同时注意局部皮肤护理,防止破溃。

2. 休息　运动不仅增加氧及能量的消耗,增加心脏负担,也使蛋白质分解代谢增加,加重肾的负担。此外,运动使肾血流量减少,醛固酮分泌增多,肾远曲小管对钠的重吸收增多,故运动可加重水肿。休息则可增加肾血流量,提高肾小球滤过率,使尿量增加,改善心脏功能,使心、肾负担减轻至最低限度。因此,轻度水肿者应限制活动;重度水肿者,尤其是心、肝、肾功能不全时,应卧床休息,以增加肝、肾血流量,有利于水肿的消退。应用利尿药者,应注意合理安排其用药时间,一般以每天早晨为宜,避免影响睡眠。对日常生活自理能力明显减退者应提供适当的生活护理。

3. 限制钠盐和水的摄入　钠、水潴留是引起组织液积聚的重要因素,如果钠盐和水摄入过多,必然增加体液的积聚,其结果不利于水肿的消退,还会加重病情。

钠盐摄入量可根据水肿不同程度及患者的具体情况而定,分别给予低盐、无盐或少钠饮食。目前由于强排钠利尿药的应用,钠盐的限制不必过分严格,以免影响食欲,也可减少低钠血症的发生,但若忽视限制钠盐的摄入量,又可因摄入过多而抵消利尿药的药效,因此,仍需强调限制钠盐的重要性。

水量摄入依水肿程度、原发病因和尿量而定。心源性水肿一般情况下饮水量不限。肾性水肿者每日尿量可达 1000 ml 时,摄入水量一般不限,但不宜过多饮水。如出现少尿、无尿时,则应严格限制水的摄入量,原则上量出为入,即摄入水量等于前 1 d 尿量再加 500 ml。肝性水肿水量摄入应限制在每日 1000 ml 左右,如有明显低钠血症,则应限制在每日 500 ml 以内。

4. 饮食与营养　多种因素所致的低蛋白血症,如营养不良、肾病综合征等,是水肿发生的重要原因,故应鼓励患者适量补充蛋白质,提高血浆蛋白浓度,从而减轻水肿,但如患者有严重肝、肾功能不全时,要限制蛋白质的摄入量,给予高热量、低盐、多维生素饮食。

5. 用药护理

(1)观察药物疗效:用药期间记录每日尿量,观察水肿有无消退,伴随症状有无减轻或好转,以判断疗效。

(2)观察药物不良反应:利尿药尤其是强排钠利尿药可导致低钠血症、低钾血症等药物不良反应,出现软弱无力、恶心、呕吐、腹胀,肠蠕动减弱或消失,心率早期增快并有心律失常,心电图示 T 波低平、倒置,可出现 U 波提示发生低钾血症。低钠血症主要表现为肌无力、肌痉挛、口干、眩晕、胃肠功能紊乱等。代谢性碱中毒主要表现为易激动、神经肌肉过度兴奋,严重者可有强直性痉挛。

(3)合理安排用药时间:利尿药不宜在晚间服用,避免夜间因排尿影响睡眠。

6. 皮肤护理

(1)保护水肿皮肤免受损伤:由于水肿皮肤感觉差,抵抗力弱,易损伤和继发感染,故穿着要宽松、柔软,床单位应清洁、平整、干燥,避免水肿部位皮肤受摩擦而破损;每日温水擦洗皮肤;使用50 ℃以下的热水袋,防止皮肤烫伤;长期卧床患者,由于重力作用,水潴留于身体下部,局部组织长期受压,血液循环障碍,可加重水肿,致使组织细胞营养不良产生压疮,故应协助患者定时更换体位,移动患者时注意勿摩擦皮肤,同时给予局部按摩,温水擦浴,注意改善血液循环。

(2)防止皮肤感染:尿频者注意保持会阴部清洁;皮下注射时应注意无菌操作,注射后用无菌干棉球按压,防止药液外溢及感染;胸腔积液、腹水穿刺放液后,应按压穿刺点,并用无菌纱布固定,以防胸腔积液、腹水外漏,引起感染。

(3)静脉穿刺、输液时,水肿患者皮肤菲薄,浅静脉充盈度、血管弹性差,易破裂,静脉穿刺困难,故在选择好穿刺部位后,沿血管走向用手指压迫肿胀组织以暴露血管,提高穿刺的成功率。其次,水肿患者因组织肿胀,输液时液体外渗时不易察觉,输液过程中要严密观察局部皮肤。同时,水肿患者皮肤变薄易破损,输液结束去除胶布时应小心,必要时可用无菌盐水将胶布浸湿后缓慢揭去。拔针时按压针眼时间应延长,防止液体渗漏。

7. 密切观察病情变化

(1)计算和记录出、入液体量:可了解每日液体平衡状况。液体出、入量尽可能测准而不是猜测或估计;记录出、入液体量的同时应记录时间;不要忽视每次服药时的饮水量。

(2)动态检测体重的增减:是观察水肿消长最有价值的指标。通常安排在每日早晨起床排尿后、进早餐前、排便前,要求每天用同一杆秤、在同一时间测定,以保证每日体重的可比性。

(3)注意水肿的分布及程度变化,同时测量腹围和下肢周径,了解腹水和下肢水肿的消长情况,判断病情发展及对药物治疗的反应。

六、健康教育

1. 合理饮食　教育患者懂得钠、水同水肿发生之间的关系,使之理解饮食中限制钠盐和水分的重要性。帮助患者估计每日盐的摄入量,教其如何根据自己的病情需要安排每日食物的食盐量,烹调中如何用调味品和食盐代用品,争取在减少食盐摄入的同时增进食欲。指导患者避免进食腌制食品、罐头食品、啤酒、汽水、味精、面包、豆腐干等含钠丰富的食物，以及使用无钠盐增进食欲。

2. 用药指导　向患者详细介绍所用药物的名称、剂量、服药时间和方法，指导患者观察药物疗效和不良反应。

3. 水肿的自我观察与护理　告知患者测量体重、腹围、下肢周径，记录每日出、入液量，对判断水肿的消长及药物疗效有重要意义，指导正确测量和记录的方法及注意事项。让患者了解当出现严重的全身水肿，体重增加过快、过多，或在夜间、劳累后出现呼吸困难加重时，可能为早期心力衰竭的表现，应及时就医，以防延误治疗。指导患者进行皮肤护理并了解其意义。

第三节　疼　痛

疼痛是一种与组织损伤和潜在损伤相关的不愉快的主观感觉和情感体验。疼痛既是一种生理感觉即痛觉，又是对这一感觉的一种情感反应即痛反应。痛觉是一种意识现象，是主观知觉体验；痛反应，是机体对疼痛刺激产生的一系列生理和病理变化，如呼吸急促、血压升高、出汗等。疼痛是人体最强烈的应激因素之一，具有保护性和防御性的功能，它警告机体在遭受某种伤害性刺激，并设法避开各种伤害性刺激。

一、临床表现

1. 按疼痛病程分类

(1)急性痛：有明确的开始时间，持续时间较短，常用镇痛方法可以控制。

(2)慢性痛：疼痛持续 3 个月以上，临床常较难控制。

2. 按疼痛程度分类　一般将疼痛分为 4 级。

(1)0 级：无痛。

(2)Ⅰ级(轻度)：有疼痛但可忍受，能正常生活，睡眠不受干扰。

(3)Ⅱ级(中度)：疼痛明显，不能忍受，要求用镇痛药，睡眠受干扰。

(4)Ⅲ级(重度)：疼痛剧烈，不能忍受，睡眠受严重干扰，可伴有自主神经紊乱或被动体位。

3. 按疼痛性质分类

(1)钝痛：如酸痛、胀痛、闷痛等。

(2)锐痛：如刺痛、切割痛、绞痛、撕裂样痛等。

(3)其他：如压榨痛、跳痛、牵拉痛等。

4. 按疼痛起始部位及传导途径分类

(1)皮肤痛:特点为双重痛觉,即产生两种不同性质的疼痛。刺激后立即出现的是尖锐刺痛(快痛),定位准确,去除刺激后很快消失,随后出现的是烧灼痛(慢痛),定位不够准确。

(2)躯体痛:是指肌肉、肌腱、筋膜和关节等深部组织引起的疼痛。这些组织的神经分布有差异,对疼痛刺激的敏感性不同,其中以骨膜的神经末梢分布最密,痛觉最敏感。

(3)内脏痛:是因内脏器官受到机械性牵拉、扩张或痉挛、炎症或化学性刺激引起。其发生缓慢而持久,定位不准,疼痛性质多为钝痛、烧灼痛、绞痛。

(4)牵涉痛:即内脏痛的同时引起体表某部位也出现痛感,如胆囊痛牵涉至右肩。

(5)假性痛:指患者疼痛部位虽已去除,仍感到相应部位疼痛,如截肢后的患肢疼痛幻觉。

(6)神经痛:由于神经受损所致,表现为剧烈灼痛或酸痛。

5. 按疼痛部位分类 最常见的有头痛、胸痛、腹痛和骨、关节、肌肉痛。

疼痛的治疗原则是去除痛因,消除和缓解疼痛,控制因疼痛引起的各种不良反应。处理方法包括药物治疗和非药物治疗。

二、治疗原则

1. 药物治疗 最基本、最常用的方法,临床镇痛药物种类很多,主要的药物可分为3类:阿片类、非阿片类和其他辅助类药物。据疼痛的性质与程度,选择口服、肌内注射、静脉等给药途径。目前较好的术后镇痛方法是患者自控镇痛术。此方法可通过静脉、硬膜外腔、皮下等途径注药,患者按压镇痛泵的按钮即可实现自行给予镇痛药物。

癌症疼痛的药物治疗,世界卫生组织推荐三阶梯疗法。癌症患者使用镇痛药物的原则如下。

(1)根据药效强弱依阶梯方式顺序使用。第一阶梯:非阿片类药,以阿司匹林为代表,如疼痛持续还可以尝试辅助使用镇静类药物以增加镇痛效果,当使用后疼痛仍然持续或疼痛强度增加,则选择高一级阶梯镇痛药。第二阶梯:弱阿片类药,以可待因为代表。第二阶梯药物治疗用于轻度到中度的疼痛。当非阿片类药不能控制疼痛时,加用弱阿片类药;当弱阿片类药物也不奏效时还可以增加辅助药。如以上治疗中疼痛强度仍然在中度及以上时,则选择更高一级阶梯的镇痛药物。第三阶梯:强阿片类药物,以吗啡为代表。用于剧烈疼痛的患者,还可同时辅以一类镇痛药和镇静药物。

（2）首选口服给药。

（3）按时服药,以维持有效血药浓度。

（4）用药剂量个体化。应纠正癌症疼痛的治疗错误观念,即癌症就是痛苦,无可救药;镇痛药易成瘾,只有在医师认为疼痛难忍时才准许使用。

2. 非药物性处理

（1）物理治疗:应用自然界中及人工的各种物理因子作用于人体,以治疗和预防疼痛的方法,如按摩、冷热疗法、电疗法、光疗法和磁疗等。物理治疗主要是通过促进组织血液循环,松弛局部肌肉而减轻疼痛。

（2）中医镇痛:针灸镇痛主要体现在疏通经络、调和气血、补虚泻实、扶助正气。推拿也借此机制通过在疼痛区域周围的揉、推、拿、按、点等多种手法缓解疼痛。

（3）心理治疗:主要是通过促进中枢发生抑制性冲动而减轻疼痛。①暗示和催眠疗法。积极的暗示如护理人员的言语暗示,强调镇痛方法的镇痛时间及镇痛作用,可起到良好的镇痛效果。催眠可缩小患者的意识范围,改变其对疼痛的认知,达到减轻疼痛或降低镇痛药用量的目的。②转移注意力。引导患者将注意力集中于疼痛以外的刺激,忽视疼痛的感觉。常用的方法有交谈、听音乐、闭目想象、参与有兴趣的娱乐活动等。③松弛技术。通过有规律地收缩及放松全身肌肉,将注意力集中于肌肉收缩、放松的过程及感觉,缓解血管肌肉痉挛,减轻疼痛。

三、护理评估

1. 常用的疼痛程度评估方法

（1）视觉模拟评分法:是目前临床上最常用的疼痛程度定量方法,其中数字视觉模拟评分法即在纸上画一条 10 cm 的长线,两端分别标明"0"和"10"的字样,"0"代表无痛,"10"代表最剧烈的疼痛。让患者根据自己所感受的疼痛程度,在直线上标记出相应的位置,然后用尺量出起点至标记点的距离（用"cm"表示）,即为评分值。评分值越高表示疼痛程度越重。脸谱视觉模拟评分法即根据面部表情,从全无疼痛的笑脸 0 分到最剧烈疼痛的苦脸为 5 分。

（2）语言描述评分法:是患者用语言描述自己疼痛感受的程度,一般将疼痛分为 4 级:①无痛;②轻微疼痛;③中度疼痛;④剧烈疼痛。每级相差 1 分,分别记为 0～3 分。此方法简单,患者容易理解,但不够精确。

（3）数字评分法:11 点数字评分法要求患者用 0～10 这 11 个数字描述疼痛强度,0 为无痛,10 为剧烈疼痛。若要求评估更加精细,可用 101 点数字评分法,1 根直尺上有 0～100 共 101 个点,0 点为无痛,100 为最剧烈疼痛。

(4)行为等级测定法:6点行为评分法将疼痛分为6级,从0~5分,每级递增1分。无疼痛;有疼痛但可被忽视;有疼痛,无法忽视,但不干扰日常生活;有疼痛,干扰注意力;有疼痛,所有日常生活都受影响,但能完成基本生理需要如进食和排便等;存在剧烈疼痛,需要休息或卧床休息。

(5)术后疼痛评估:Prince-Henry 评分,主要适用于开胸和腹部手术后疼痛强度的评定。方法为:①0分,咳嗽时无痛;②1分,咳嗽时有疼痛发生;③2分,深呼吸时即有疼痛发生,而安静时无痛;④3分,静息状态下即有疼痛,但较轻,可以忍受;⑤4分,静息状态下有剧烈疼痛,难以忍受。

WHO 推荐的术后4级疼痛行为测定法如下。

(1)无痛:患者咳嗽时切口无痛。

(2)轻度疼痛:轻度可忍受的疼痛,能正常生活,睡眠基本不受干扰,咳嗽时感到切口轻度疼痛,但仍能有效咳嗽。

(3)中度疼痛:中度持续的剧烈疼痛,睡眠受干扰,需用镇痛药,不敢咳嗽,怕轻微振动。

(4)重度疼痛:持续剧烈疼痛,睡眠受到严重干扰,需用镇痛药物治疗。

2. 对疼痛进行综合评估　性别、年龄、职业、疼痛诱发因素与起病情况、疼痛的性质、持续时间、伴随症状,心理社会因素如恐惧、抑郁、焦虑和绝望等情绪。

3. 镇痛效果评估

(1)疼痛程度评估:疼痛控制在什么水平比较理想,不同的患者有很大的个体差异,不同类型的疼痛对疼痛的控制需求也不一样,同一类型疼痛在疾病不同时期其程度也各异。

普遍认同的规律是:创伤后、手术后等急性疼痛,以0~10数字评估工具为例,当疼痛程度≤5时,护士可选择护理权限范围内的方法镇痛,并报告医师;当疼痛程度≥6时,护士应报告医师,给予有效镇痛药物。而癌性疼痛时要求应用三阶梯镇痛法使患者达到夜间睡眠时、白天休息时、日间适当活动时基本无痛。

(2)疼痛缓解程度评估:分为完全缓解、疼痛完全消失、部分缓解和无效4级。完全缓解是指疼痛明显减轻,睡眠基本不受干扰,能正常生活;轻度缓解为疼痛有些减轻,但仍感到明显疼痛,睡眠、生活仍受干扰。

四、护理目标

1. 疼痛程度减轻或疼痛的次数减少。

2. 能正确使用疼痛评估工具。

3. 能识别和应用疼痛控制措施。

五、护理措施

1. 建立相互信任的护患关系,认同和接受患者陈述的疼痛感受及反应,以倾听、陪伴、触摸等给予精神支持。

2. 观察疼痛的特征,包括疼痛的部位、发作的方式、程度、性质、开始时间、持续时间及缓解方式等。

3. 减少疼痛刺激:安静的环境与柔和的光线,舒适的体位,正确地移动,减少刺激。

4. 指导患者及其家属有关减轻疼痛的方法,转移或分散患者注意力,如看书、听音乐等,家属支持系统多沟通和支持。

5. 采用预见性护理:可预期的疼痛,发生前先进行缓解疼痛方法,如手术后患者深呼吸、咳嗽或下床活动时,可按压伤口,以防牵拉引起伤口疼痛。

六、健康教育

向患者及家属提供用药的具体方法、不良反应及处理方法、药物对精神及身体的潜在影响。告诉患者及其家属用药期间不宜从事操作重型机械等危险工作。不饮酒,如果需要合用中枢神经系统抑制药(催眠药、镇静药),应在医师指导下用药以避免出现严重的中枢神经系统抑制不良反应。镇痛治疗用药有较大的个体差异,勿将药物转给他人服用。按医嘱用药及停药。

第四节　瘙　痒

皮肤瘙痒是由各种有害刺激引起的一种皮肤不快感觉,常伴有搔抓反射,是许多皮肤病常见和重要的症状。瘙痒可由皮肤疾病引起,也可由全身系统疾病或其他原因所引起。只有皮肤瘙痒而无原发皮肤病变者称为瘙痒症。由于各种皮肤病的不同和个体敏感度的不同,瘙痒的严重程度可轻可重,可阵发性、间断性和持续性;也可是局限性、泛发性或全身性。瘙痒轻者可经搔抓后即可减轻或消失,瘙痒重者则奇痒难忍,不停地搔抓,直至表皮被抓破出血发生疼痛时才可减轻。长期搔抓则可引起皮肤肥厚、苔藓样变、色素沉着或化脓感染等继发性损害;患者指甲因搔抓磨损变得光滑、甲游离缘变平。瘙痒夜间加重,可引起失眠和精神不振。

一、临床表现

1. 瘙痒 多为阵发性,以晚间发生较多而重,日间较少而轻。温度改变、饮酒或进食刺激性食物、情绪变化可诱发或加重瘙痒。反复瘙痒或较重者可影响睡眠,导致精神不振、情绪烦躁、疲倦、食欲缺乏等症状。由于经常搔抓,局部皮肤有抓痕,表皮脱落或有血痂及色素沉着,病程长者可发生苔藓样变,合并感染者可发生毛囊炎、疖疮及淋巴管、淋巴结炎等。

2. 全身瘙痒 多从一个部位开始,逐步累及躯干和四肢的大部分,甚至全身。

(1)老年性瘙痒症:在城市老年居民的调查中,患病率达 10% 以上,主要发生于 60 岁以上老年患者,可能与老年人皮肤萎缩、变性及干燥有关,瘙痒以躯干及四肢为主,长期搔抓后皮肤可发生湿疹样变。

(2)季节性瘙痒症:与季节关系明显,冬季寒冷而诱发的称为冬季瘙痒症,夏季炎热而诱发的称为夏季瘙痒症。好发于躯干、股内侧、小腿屈面、关节周围等处,多在就寝前脱衣时突然发作,与皮肤温度骤然改变有关。

(3)内分泌性瘙痒症:约 70% 的糖尿病患者伴全身性或局限性皮肤瘙痒,后者主要见于会阴部。瘙痒可发生于糖尿病早期,与疾病严重程度无关。糖尿病经过治疗,瘙痒随之消失,原因可能为皮肤含糖量增加,神经末梢受到刺激所致。甲状腺功能亢进和功能减退均可发生瘙痒,甲状腺功能亢进时的皮肤瘙痒可能由于基础代谢增高、多汗、精神紧张等引起;黏液性水肿全身瘙痒大多与皮肤干燥、脱屑有关,应用甲状腺制剂后症状可以减轻。痛风、尿崩症、绝经期妇女也可出现全身瘙痒。

(4)妊娠瘙痒症:见于妊娠最后 3 个月,为全身性或局限性腹部瘙痒,分娩后症状消失,下次妊娠或口服避孕药时可以再发,有时可伴有黄疸。其发病可能为妊娠期内分泌改变、胆红素代谢障碍和肝内胆汁淤积所致。

(5)肝病:特别在有肝内和肝外胆管梗阻时,皮肤瘙痒发生率很高,其原因与胆盐在血液和皮肤内含量增高有关,而溶血性贫血引起的黄疸不发生瘙痒。病毒性肝炎的瘙痒通常较轻,时间也较短。在氯丙嗪、睾酮等药物所引起的肝内胆汁淤积,瘙痒可为早期症状。原发性胆汁性肝硬化、坏死性肝硬化、机械性胆管梗阻等疾病的瘙痒强烈而持久,全身性分布,以前臂、躯干上部、小腿为重,常因搔抓引起表皮剥脱及失眠。瘙痒可以是胆汁性肝硬化的前驱症状。50% 患者在出现黄疸和肝功能损害前 1~2 年即有瘙痒发生。肝源性瘙痒消失常提示有肝衰竭,预后不良。

(6)肾病:慢性肾盂肾炎和肾小球肾炎患者在尿毒症阶段,常有瘙痒,但瘙痒并不与氮质潴留成正比,血液透析不能减轻症状,但甲状旁腺切除后可获得好转。急性肾病一般不发生皮肤瘙痒。

(7)恶性肿瘤:Hodgkin 病、白血病、蕈样肉芽肿及内脏肿瘤特别是腹部、胃、支气管、食管、卵巢、前列腺肿瘤等在肿瘤发生前即可有皮肤瘙痒。肿瘤切除或治疗后瘙痒可消失,肿瘤复发瘙痒也可复发,由于长期搔抓,常引起表皮剥脱、皮炎、色素沉着和局部淋巴结肿大。Hodgkin 病,尤其是老年及疾病后期,约 30% 患者有皮肤瘙痒,常随病情进展而加剧,见于小腿及躯干下部,有时为全身性,可伴有鱼鳞病样、丘疹性损害或黑变病。蕈样肉芽肿在肿瘤前期瘙痒非常突出,至浸润期皮肤有浸润性斑块出现,瘙痒反而减轻或消失。慢性白血病瘙痒较急性白血病常见,尤以慢性淋巴细胞白血病为多见,20%～50% 的真性红细胞增多症患者伴有瘙痒,有些患者局限于头部、颈部及四肢,常有荨麻疹损害,热水澡可诱使瘙痒加剧。多发性骨髓瘤、类癌综合征也常发生瘙痒。

(8)精神性瘙痒症:瘙痒为泛发性或局限于身体某一部位,其特征为夸张的瘙痒,主诉与客观体征不相平行,无明显皮肤抓痕及指甲磨损发亮,除肛门生殖器部位瘙痒外,一般不影响睡眠。患者可伴寄生虫恐惧症或其他精神神经症状,有时有深度表皮剥脱及自伤性皮肤损害。

3. 局限性瘙痒症　好发于肛门、阴囊和外阴部位,有时也发生于外耳、腰部、四肢等处。一般限于某一局部,但亦可同时数处受累。较常见的有以下几种。

(1)肛门瘙痒症:局限于肛门及其周围皮肤,也可延及会阴及阴囊或外阴,瘙痒为阵发性,若长期搔抓致皮肤黏膜肥厚、皱纹加深而呈苔藓样变。或由于存在分泌物而发展为湿疹样皮炎,或有继发感染;与蛲虫病、前列腺炎、痔核、肛瘘等有关。

(2)阴囊瘙痒症:瘙痒限于阴囊,偶可延及阴茎、会阴及肛周等处,为阵发性,若长期搔抓,局部可以变厚,亦可由感染致皮肤水肿、渗液、糜烂、结痂、肥厚或色素沉着,病因有多种。

(3)外阴瘙痒:主要发生于大阴唇外侧,亦可累及小阴唇、阴阜及阴蒂等处,瘙痒为阵发性,长期搔抓患部皮肤可增厚,呈苔藓样变。与白带、滴虫及念珠菌阴道炎、糖尿病、宫颈癌等有关。

二、治疗原则

1. 一般治疗　积极寻找病因及原发疾病,进行相应治疗。避免各种刺激因素,如搔抓、粗糙衣服、烫洗、辛辣食物、烟、酒等。

2. 内用药物治疗

(1)抗组胺药物和镇静止痒药,如赛庚啶、异丙嗪、钙剂、维生素 C 等。

（2）瘙痒严重者，可用普鲁卡因静脉封闭。

（3）老年性瘙痒症患者应补充维生素 A、B 族维生素和维生素 E。严重者也可用性激素治疗，男性用丙酸睾酮 25 mg 肌内注射，每周 2 次；女性用乙烯雌酚 0.5 mg 口服，每日 2 次。

（4）有继发感染者应选用抗感染药物。

3. 外用药物治疗　局部外涂各种止痒制剂，夏天用洗剂、酊剂，冬天用霜剂、软膏、硬膏等。若皮肤干燥，可用止痒药与 10％鱼肝油软膏、10％尿素霜混合外涂。若皮疹肥厚、苔藓化者，可用封闭法。避免使用含有刺激性成分的外用药。

4. 物理疗法　全身瘙痒症者可进行紫外线照射、矿泉浴、糠浴、淀粉浴或紫外线照射与药浴并用。近年来有报道用中等剂量紫外线（包括 UVB、UVA 和 PUVA）照射治疗因体内组胺释放所致的瘙痒症有效。

5. 中医中药　内服以养血、祛风为治则，可根据病情选用当归饮、消风散、龙胆泻肝汤等方剂；外用苦参、防风、野菊花、艾叶等一至数味煎汤洗。

6. 针刺疗法　全身瘙痒症可选曲池、合谷、足三里、三阴交等穴位，肛门瘙痒症选取长强穴，外阴瘙痒可选肾俞、血海等穴位；也可用耳针治疗，选择肺、神门、肾上腺等穴位。

三、护理评估

1. 瘙痒情况

（1）倾听患者对瘙痒的描述，包括瘙痒开始的时间、频率、程度、搔抓行为发生率及有无不安情绪变化、有无痒痛、夜间瘙痒有无加重、体温是否升高、日常生活是否受到干扰。

（2）确定瘙痒的部位及分布情况：是四肢或躯干，是暴露或遮盖部位，是广泛性还是局限性，是对称性还是单侧性，是分隔性还是融合性。

（3）检查皮肤是否干燥，有无抓痕，抓痕是否为条痕状或小斑点状；有无糜烂或破溃；有无出血或脓疱；有无病灶，病灶的形态、性质、大小；有无指甲发亮、脱毛等客观症状。

（4）是否有感染或感染加剧：如局部皮肤红、肿、热、痛、渗液、有脓性分泌物等情况。

2. 瘙痒相关因素

（1）现病史和既往病史：是否有全身疾病，如荨麻疹、慢性肾衰竭、糖尿病、甲状腺疾病、肝病、贫血及某些肿瘤与瘙痒的产生有关；有无局部性疾病，如癣病、湿疹、皮炎、疥疮、虱病、昆虫咬伤等;既往过敏史以及是否接触过敏源,如药物、食物、花粉、化妆品或清洁剂均可引起过敏。

(2)环境因素:居家环境是否清洁,是否外出旅游,是否在过冷或过热的气候下活动,因皮肤干燥或光敏感而引起的瘙痒。

(3)生理因素:年龄,有无妊娠、闭经、口服避孕药物史,皮肤是否干燥。皮肤干燥会助长瘙痒的感觉,随着年龄增长,皮肤分泌油脂减少,越来越干燥,瘙痒症状越来越明显。

(4)饮食习惯:是否经常吃海鲜、辛辣等食物,是否有饮用咖啡、酒、浓茶以及吸烟等嗜好。

(5)职业:是否经常与化学物质接触,尤其是酸碱及溶剂刺激易引起职业性皮肤病。

3. 患者身心状况的评估

(1)评估患者的性格类型:一般性情急躁的患者对于瘙痒的忍耐力低,搔抓严重,甚至采取极端手段如热水烫、破坏局部皮肤等方法,致使病情加重。

(2)评估患者的职业性质,是否因此而影响了工作学习和生活,因瘙痒给工作、学习和生活带来的不良影响越大其心理压力越大。

4. 诊断检查　血常规,尿常规,尿糖定性,粪及虫卵检查,肝功能、肾功能检查,血糖及糖耐量试验,甲状腺功能检查,胸部 X 线片,骨髓检查,活组织检查等。严重和长期瘙痒的患者,应除外肿瘤的可能性。

四、护理目标

1. 减轻瘙痒。
2. 保持皮肤完整或皮肤破损减轻,预防感染。
3. 患者心理精神障碍缓解或减轻。
4. 患者掌握预防及自我护理的方法。

五、护理措施

1. 减轻瘙痒的护理

(1)保持周围环境的温、湿度:一般认为室温维持在 20～25 ℃、湿度在 40％ 以上人体皮肤通透性最强、感觉最舒适。因此,患者的休息环境应维持一定的温、湿度,注意开窗通风,保持室内空气清新。夏季开空调的时间不宜过长,防止空气污浊、致敏物质增加及湿度降低,引起皮肤干燥,加重瘙痒感觉。瘙痒的患者喜凉,不爱多穿衣服,冬季要提醒患者切勿着凉。

(2)适时温水或冷水浴:瘙痒患者洗澡不宜过勤,尤其在北方,空气干燥,更不适合过勤的洗澡。一般每周洗1～3次,水温在35～45℃即可,选用中性温和的洗浴用品,洗浴后一定要涂抹护肤乳液或护肤油。

(3)穿着柔软的棉质衣服,内衣不宜太紧,干净、平滑即可。使用棉质被盖,毛织品、化纤织物不宜直接接触皮肤,新衣应洗去布浆后穿用。阳光充足时外出应穿长袖上衣或戴帽子,避免阳光直射暴露部位。如果被日光晒伤,应先做冷湿敷,再涂抹保护性糊剂。

(4)局部瘙痒剧烈,皮肤温度高,可使用冷湿敷(冰袋或冰块),不仅能降低局部皮肤温度,还可起到镇静、止痒的功效。

(5)避免接触易致敏的物质:如已明确是何种物质引起的过敏,则更应注意。在为患者输液时,要用脱敏胶布。

(6)瘙痒患者应注意饮食:急性期多食富含维生素C、维生素A、维生素E的蔬菜和水果,多饮水,少饮咖啡、浓茶、可可等兴奋神经的饮料。乙醇使全身血管扩张,瘙痒加剧,因此,应戒烟戒酒。禁食海鲜类、辛辣刺激性食物。

(7)遵医嘱正确使用抗组胺药、镇静药、类固醇药,观察用药后的反应。如无作用或作用不明显,则应通知医师及时调整药物;如不良反应过大,则应立即停药或换药或调整药物剂量。

(8)遵医嘱给予止痒搽剂涂抹患处:在为患者用药时,注意观察局部皮肤变化,倾听患者主诉。用药前应调整病室温度,防止患者着凉并注意遮挡,保护患者隐私。

(9)遵医嘱给予紫外线照射、矿泉浴、淀粉浴、油浴等物理治疗方法。

(10)提供转移注意力的方法,分散痒感:耐心倾听患者的陈述,提供患者感兴趣的书报,听音乐或看电视,或者与亲友聊天等;一般患者夜间瘙痒感觉更甚于白天,因此,夜间服药时间应选在睡觉前;睡前不要看刺激情绪的电视、书籍等,以保证尽快入睡。

2. 保持皮肤完整性,防止感染

(1)患者感觉瘙痒难忍,可用手掌按压、拍打或按摩,代替抓痒。

(2)勤剪指甲,夜晚戴棉质手套,以免抓破皮肤。

(3)皮肤干燥应涂抹润肤油或乳液于未破损的皮肤上。

(4)避免穿用粗糙衣服或被褥,以防摩擦皮肤,保持衣服、床单、被服的干净,毛巾专人专用。

(5)观察皮肤有无破溃、出血、感染,若破损严重则应消毒处理局部皮肤,有感染征象者应抗感染治疗。

3. 心理护理　情绪紧张、激动、焦虑等常能诱发或使瘙痒加剧,而瘙痒的原发疾病本身的特点,如病程长、皮损影响美观等,容易使患者产生心理问题。因此,大多数患者都有不同程度的焦虑。瘙痒症状越严重,焦虑越严重,同时,严重的焦虑情绪也会加重瘙痒症状,形成恶性循环。护理人员要充分理解患者,针对不同的患者实施有效的心理护理。

(1)首先帮助患者镇静下来,告诉患者服药后和使用外用药后瘙痒的感觉会减轻,特别强调药物的疗效,这样会给患者一个心理暗示,可起到减轻症状的作用。对于过度搔抓的患者不要责备,在充分给予理解的前提下,向患者讲清过度搔抓的后果,并教会患者减轻瘙痒症状的方法。

(2)病情严重、长期不愈的患者,心理护理最主要的是坚定患者治疗的信心。护士应以极大的耐心,利用每次治疗、护理机会与患者沟通,讲解有关知识,介绍以往相同病种治愈病例,协助患者树立信心。

六、健康教育

1. 保持良好的情绪。因为突来的压力和起伏不定的情绪可使瘙痒加剧。

2. 养成良好的个人卫生习惯:鼓励患者休息,保持安静,减少出汗;适时清洁皮肤,皮肤干燥者,减少沐浴次数,应用润肤油;忌用肥皂洗、热水烫皮肤;衣着适当,贴身内衣应为柔软棉质布料。

3. 饮食指导,急性期患者应避免食用海带、紫菜、虾、蟹、海鱼等海产品及辣椒、芥末、姜等辛辣、刺激性食物。患者应多食富含维生素 C、维生素 A、维生素 E 的蔬菜和水果,多饮水,少饮咖啡、浓茶、可可等兴奋神经性饮料。乙醇使全身血管扩张、瘙痒加剧,患者应戒烟、戒酒。

4. 指导患者正确地服药和局部外用药方法,使用类固醇药物,应渐减停药;抗组胺药物使用时,因具有镇静催眠作用,需在休息前服用,切勿于开车或操作前使用,以免发生危险。

5. 避免接触过敏原,外出注意防晒。

第五节　咳　嗽

咳嗽是临床最常见的症状之一,是人体的一种反射性防御动作,在呼吸道受刺激后产生的一系列反应使气流快速从呼吸道向外喷射而出,以清除呼吸道分泌物和气道内异物。长期频繁的咳嗽可影响工作和休息,并使胸腔内压力增高,减少静脉回流;剧烈刺激性咳嗽可导致呼吸道出血,甚至诱发自发性气胸等。

一、临床表现

1. 咳嗽的性质

(1)干性咳嗽:无痰或痰量很少,见于急性咽喉炎、急性支气管炎早期、支气管异物、胸膜疾病等。

(2)湿性咳嗽:有较多是痰液,常为慢性连续性咳嗽,常见于慢性支气管炎、支气管扩张和空洞性肺结核等。

2. 咳嗽的时间与规律

(1)发作性咳嗽:常由于吸入刺激性气体或异物,淋巴结或肿瘤压迫气管或支气管分叉处所引起,常见于百日咳、支气管内膜结核以及咳嗽为主要症状的支气管哮喘等。

(2)长期慢性咳嗽:是慢性呼吸系统疾病的特征。清晨起床时咳嗽加剧并咳痰常称晨咳,多见于慢性支气管炎、支气管扩张、肺脓肿及肺结核,多与体位改变有关。夜间平卧时出现剧烈咳嗽及明显咳痰为夜咳,常见于肺结核、左心功能不全,与体位改变、夜间迷走神经兴奋性增高有关。

3. 咳嗽的音色　指咳嗽的声音特点。

(1)咳嗽声音嘶哑:多为声带的炎症或肿瘤压迫喉返神经所致。

(2)鸡鸣样咳嗽:表现为连续性阵发性剧咳伴有高调吸气回声,终末出现鸡鸣样声音是百日咳的特征。

(3)金属音咳嗽:可由纵隔肿瘤、主动脉瘤或支气管癌等直接压迫气管所致。

(4)咳嗽声音低微或无声:常见于严重肺气肿、极度衰弱或声带麻痹的患者。

二、治疗原则

1. 根据病因对症治疗,如抗感染治疗、手术切除病灶、避免接触过敏原、停止吸烟等。

2. 明确诊断,给予镇咳、祛痰药,促进痰液的咳出,减轻咳嗽症状。

3. 咳嗽本身是一种保护性的生理反射,一般病情不明确的情况下,暂缓治疗。

三、护理评估

1. 引起咳嗽的因素　根据患者临床表现,分析咳嗽的原因,了解有无心、肺疾病及诱发因素。

(1)炎症性刺激:肺部疾病导致呼吸道黏膜充血、水肿,引起咳嗽。

(2)机械性刺激:是否有灰尘、小异物吸入气管,或来自呼吸道外部、内部的压迫等,常见于肺不张、胸腔积液等。

(3)化学性刺激:吸入含有化学物质的气体,如香烟、盐酸、氨气等化学气体。

(4)吸入过热或过冷的气体引起刺激性咳嗽。

(5)其他疾病所致的肺浸润引起咳嗽。

2. 咳嗽的临床表现　评估患者咳嗽的性质、时间和音色。咳嗽程度是重还是轻,是单音还是连续性咳,或是发作性剧咳,是否嗅到各种不同气味时咳嗽加剧。

3. 辅助检查　体格检查可判断有无肺部因素引起的咳嗽;胸部 X 线检查,可明确诊断。可进行实验室检查,包括血常规、红细胞沉降率、C 反应蛋白等检查。支气管镜检查对早期的肺癌及某些局部性感染有很大的诊断意义。

4. 伴随症状

(1)咳嗽伴有发热或胸痛:常见于呼吸系统感染性疾病,如呼吸道感染、胸膜炎、肺结核等。

(2)咳嗽伴有大量脓痰:常见于支气管扩张、气胸、肺水肿等。

(3)咳嗽伴呼吸困难、气喘:常见于慢性阻塞性肺疾病、大量胸腔积液、气胸等。

(4)咳嗽伴咯血:常见于肺结核、支气管扩张、支气管肺癌等。

(5)咳嗽伴杵状指(趾):常见于支气管扩张、支气管癌、脓胸等。

(6)咳嗽伴有哮鸣音:常见于慢性支气管炎喘息型等。

(7)非呼吸系统疾病引起的咳嗽:如二尖瓣狭窄或其他原因所致左心衰竭引起肺淤血、肺水肿,常伴有咯血,且往往夜间咳嗽加重。

(8)其他:全身性疾病所致肺浸润引起咳嗽,如风湿病、红斑狼疮、白血病等。

四、护理目标

1. 患者能有效咳嗽,排出痰液。

2. 减少或去除诱发及加重咳嗽的因素。

3. 患者咳嗽程度减弱、次数减少、舒适感增加。

4. 咳嗽对机体的不良影响减至最低限度。

五、护理措施

1. 加强基础护理,减轻咳嗽程度

(1)保持空气清新:限制访客,移去挥发性物质及特殊香味的花草,保持适当的温度、湿度。温度以 18～20 ℃为宜,湿度以 60％左右为宜。减少接触冷空气,注意保暖;避免进入空气污浊、拥挤的公共场所。

(2)姿势的调整:为减少咳嗽时的痛苦及减轻疲劳,患者可选择舒适的姿势,结合治疗措施适当地调整体位。一般取侧卧屈膝位,有利于膈肌运动,促进腹肌的收缩和增加腹压。

(3)嘱患者饮适量温开水:湿润呼吸道,减少刺激。

(4)慢性咳嗽患者其热量消耗增加:应保证营养物质的摄入,进食高蛋白、高维生素的膳食。避免食用刺激性食物,如辛辣或产气食物;减少刺激物的接触,如吸烟、花粉、化学原料等。

(5)保持口腔清洁:避免因咳嗽、咳痰影响食欲。鼓励患者每天刷牙 1～2 次,必要时行口腔护理。

(6)对剧烈的刺激性干咳,遵医嘱给予镇咳药。

2. 用药护理

(1)轻度干咳、痰量少的患者,服用的糖浆可附着在咽部黏膜上,减弱对黏膜的刺激作用,可以达到镇咳目的。服用糖浆后不宜立即饮水。

(2)长期剧烈咳嗽的患者,使用中枢性镇咳药,如可待因、喷托维林、右美沙芬等。可待因作用迅速而强烈,可用于多种原因引起的剧烈干咳和刺激性咳嗽,但长期使用可产生耐药性和成瘾性,不可多用。可待因在镇咳的同时,抑制气管纤毛的摆动,阻碍正常的排痰功能,故黏痰及脓痰者不宜使用。

(3)对患有消化系统疾病,特别是患有胃溃疡的患者应慎用对胃黏膜有刺激的镇咳祛痰药。

3. 心理护理　严重的咳嗽可使患者呼吸肌疲劳及腹肌酸痛,导致患者不敢做有效的咳嗽。剧烈或长期咳嗽可造成患者失眠、头痛,使患者眼睑水肿,白天注意力不集中,影响其工作和学习而出现焦虑、烦躁、食欲下降、精神不振等,甚至影响生活自理能力而出现心理问题。老年人剧烈咳嗽时可出现小便失禁,产生厌烦、急躁情绪。在改善症状的同时,安慰患者,培养患者积极的情绪状态,通过心理、社会的支持和一定的指导措施,鼓励患者乐观、自信并积极配合治疗。

六、健康教育

1. 卫生宣教　慢性咳嗽患者,应避免进入空气污染的公共场所。教育患者咳嗽时应以手帕或手纸捂住口鼻,不要随地吐痰,将痰液吐在纸上或痰杯内,防止病菌污染空气而传染他人。

2. 自我保健　寒冷季节或气候骤变外出时,应注意保暖,并戴口罩。对吸烟患者,告知其吸烟可使支气管上皮功能退化、使分泌物和气道通气阻力增加等知识,劝其戒烟。

3. 告知患者正确咳嗽的益处,掌握有效的咳嗽、咳痰方法。

4. 进食高蛋白、高维生素膳食,避免油腻、辛辣等刺激性食物,少食多餐,并补充充足的水分。

5. 告知患者缓解咳嗽、咳痰常用药物的名称、剂量、用法及不良反应。

6. 制订科学合理的锻炼计划,并逐渐增加运动量。经常用冷水洗脸,以增强呼吸道耐寒能力,减少疾病的急性发作。

第六节　咯　血

喉及喉以下呼吸道任何部位的出血经口腔咳出,称为咯血。咯血是一种常见的临床症状。

一、临床表现

1. 咯血的形式　其形式可有痰中带血丝、血点或血块,整口咯血。一次咯血量大时可表现咯血的同时血从鼻腔涌出。

2. 咯血量　每日咯血量在 100 ml 以内为小量;100～500 ml 为中等量;500 ml 以上(或一次咯血 300～500 ml)为大量咯血,主要见于空洞性肺结核、支气管扩张和慢性肺脓肿。支气管肺癌的咯血主要表现为持续或间断的痰中带血,少有大咯血。慢性支气管炎和支原体肺炎咳嗽剧烈时,可偶有痰中带血或血性痰。

3. 颜色和性状　肺结核、支气管扩张、肺脓肿、支气管结核、出血性疾病,咯血颜色鲜红;铁锈色血痰主要见于肺炎球菌大叶性肺炎、肺吸虫病和肺泡出血;砖红色胶冻样血痰主要见于杆菌性肺炎。左房室瓣狭窄肺淤血咯血一般为暗红色,左心衰竭肺水肿时咯浆液性粉红色泡沫样血痰,并发肺梗死时常咯黏稠暗红色血痰。

二、治疗原则

1. 根据发生咯血的不同原因,治疗原发疾病。例如肺结核、肺癌,给予抗结核(利福平、异烟肼、乙胺丁醇等)治疗;手术、化学治疗、放射治疗肺癌。心血管疾病,如左心衰竭,应用洋地黄(地高辛)、利尿药(呋塞米)、血管扩张药(硝酸甘油)等药物治疗。其他疾病,如白血病,应用化学治疗,去除咯血原因。

2. 大量咯血时,应用镇咳药(如可待因),同时使用垂体后叶素止血治疗;及时清理呼吸道的分泌物,保持呼吸道通畅。

3. 对于凝血功能异常和血小板异常引起的咯血,还需要补充凝血因子、血小板。

4. 大量咯血时,及时补充液体,维持有效循环血量,防止发生低血容量性休克;使用抗生素,预防及治疗肺部感染。

三、护理评估

1. 引起咯血的原因和相关因素　患者的年龄、职业、病史,既往有无去过疫区、肺吸虫流行区,有无粉尘接触史、吸烟史等。咯血前有无先兆,如胸闷、咳嗽、喉痒等。

2. 咯血的情况　咯血的持续时间,咯出血液的颜色,咯血的频率,咯血的量,以及此次咯血是初发还是复发,复发者还需评估以往咯血的情况。

3. 咯血后的伴随症状　是否出现头晕、心慌、气短、胸痛、发热等。

4. 生命体征　测量并记录体温、脉搏、呼吸、血压、意识状态。注意呼吸频率、深度、节律、血压是否下降等。

5. 咯血对患者产生的心理影响　是否出现紧张、焦虑、恐惧等心理反应。

四、护理目标

1. 患者情绪稳定。

2. 咯血停止。

3. 无并发症发生。

五、护理措施

1. 心理安慰　护士守在患者床旁,使之有安全感,并向患者做必要的解释使其放松身心,配合治疗。

2. 安静休息　小量咯血者可适当休息,不必处理,但需要向患者解释、说明咯血的原因;大量咯血者应绝对卧床休息,不宜搬动,以免因活动而增加肺活动度,加重咯血。一般取平卧位,头偏向一侧,对已知病变部位者取患侧卧位,能减少肺的活动,有利于止血,同时也可预防窒息,避免血液流向或堵塞健侧支气管,导致吸入性肺炎或肺不张等。心血管疾病患者可取半卧位。

3. 观察生命体征及病情变化　定时监测体温、脉搏、呼吸、血压,观察意识状态,记录咯血次数、咯血量、颜色、性质,患者有无异常表情,是否发生窒息、休克等并发症。注意观察患者的体温、脉搏、呼吸、血压及神志变化。

4．止血护理

(1)备好痰杯、纱布、冷开水等,以便患者咯血时用;同时应备好其他抢救物品如气管插管、开口器、吸引器、气管切开包、止血药物、呼吸兴奋药、升压药等。

(2)咯血后应协助患者漱口,清除口腔异味。

(3)根据医嘱及时给予止血药,并观察止血效果。

5．急救措施

(1)体位引流:对大咯血尚无窒息征象者,先将患者移至床边,取头低足高位(头部倾斜 40°～60°)行体位引流,同时轻叩患者胸背部促使血凝块被咳出。对大咯血已有窒息征象者,应立即抱起患者下半身使其倒立,身体与床边自然成 45°～90°,由另一人托住患者的头向背部屈曲并拍击背部,尽量采用患侧卧位,以避免少量的出血或积血堵塞健侧呼吸道,导致肺不张或窒息。患者因窒息或缺氧,出现四肢抽搐、牙关紧闭、面部青紫、大小便失禁时,应迅速高浓度给氧,并立即用血管钳将患者牙关撬开,然后用开口器扩开口腔,以舌钳拉出舌根,立即将其头后仰,迅速负压抽吸,以清除口腔和咽部的凝血块和血液。

(2)气管插管、纤维支气管镜吸引:体位引流无效时,应立即进行气管插管或纤维支气管镜吸引。

六、健康教育

1．患者活动性大咯血停止后,可进食温凉、易消化、高营养食物。勿食辛辣、刺激性食物与粗糙、过烫食物。

2．患者病情稳定后可在床上坐起,逐渐增加活动量,应避免负重,保持大便通畅,防止再次咯血的发生。

3．出血时的自我护理:有咯血先兆如胸闷、心慌、头晕、喉部发痒、口腔有腥味或痰中带血丝时应及时就诊,尽早应用止血药物。有咯血时应轻轻咳出,不可屏气,并取患侧卧位。

4．教会患者在大量咯血时采取患侧卧位,胸部放置冰袋,及时咯出呼吸道内血,以保持呼吸道的通畅,预防窒息发生。

第七节　多　尿

成人 24 h 尿量多于 2500 ml 称为多尿。健康人因大量饮水或大量进食含水量多的食物,可以引起生理性的暂时性多尿。

一、临床表现

多尿可伴随烦渴、多饮、脱水等症状,引起疲乏、食欲缺乏、黏膜及皮肤干燥、低血压。夜尿增多可引起失眠、神疲乏力、面色不华。多尿还可引起高钠血症或低钾血症,易伴发泌尿系感染。因不同的原发病还可伴相关临床表现。

二、治疗原则

1. 治疗原发病　中枢性尿崩症者,给予抗利尿激素替代治疗,如鞣酸加压素油剂,为动物垂体制剂,作用时间长,5U 肌内注射,每 2～3 天 1 次;抗利尿药物,如氢氯噻嗪 25mg,每天 2～3 次。肾性尿崩症应用氢氯噻嗪治疗有一定疗效。溶质性利尿患者,如糖尿病,给予降糖药物或胰岛素进行治疗。

2. 其他　维持水、电解质、酸碱平衡,防治各种并发症。

三、护理评估

1. 引起多尿的原因

(1)病史:头部外伤、脑脓肿、脑炎等疾病,可引起脑垂体抗利尿激素释放减少,血中抗利尿激素低下等;各种肾间质疾病,包括肾盂肾炎、慢性肾小球肾炎、阻塞性肾病病变、急性肾衰竭、肾移植术后多尿期等。

(2)有无糖尿病的家族史。

(3)是否使用利尿药。

2. 排尿的形态　尿量、尿比重、尿液特征、排尿次数。

3. 伴随症状　是否伴随口渴、皮肤干燥、多饮、食欲差、疲乏、失眠等。

4. 辅助检查　尿常规、尿量、比重、颜色、气味等。血常规及血液生化检查、心电图、肾 B 超、头部 X 线或 CT、肾穿刺病理活检等。

5. 对患者心理的影响　是否出现焦虑、急躁的情绪,对治疗缺乏信心、悲观失望等反应。

四、护理目标

1. 未发生水、电解质紊乱等并发症。

2. 患者及家属了解多尿的原因、检查内容及治疗过程。

3. 患者及家属知道脱水症状,了解防治方法。

五、护理措施

1. 维持水、电解质平衡

(1)准确记录出入量:对于肾病引起的多尿,详细记录夜间尿量。

(2)监测生命体征、观察有无脱水征象:包括体温、脉搏、呼吸、血压、意识状态,是否出现口渴、唇舌干燥、皮肤弹性降低、眼窝凹陷、乏力、烦躁不安等。

(3)观察有无肌力减退、四肢肌肉麻痹、肌腱反射降低、肠麻痹、腹胀等低钾血症的表现。注意心电图有无出现 ST 段压低、心率减慢。

(4)低钠、高维生素、高热量饮食,不限水的摄入。

2. 卧床休息　恢复期则可适当活动,但应合理安排生活,以免病情反复。

3. 用药护理

(1)使用抗利尿药(如氢氯噻嗪),按时准确给药,观察服药后尿量有无减少,是否出现低钾血症。

(2)使用抗利尿激素(如鞣酸加压素),油剂使用前应充分混匀,深部肌内注射,以保证治疗效果。用药后观察尿量有无减少,限制水分摄入,观察是否出现头痛、恶心、呕吐等药物反应及有无水中毒的表现。

4. 心理护理　任何一种发病原因引起的多尿,病程长且反复,多不能彻底根治,预后差。患者会悲观失望,对治疗缺乏信心。护理人员应鼓励患者说出自己的感受,倾听患者的诉说,给予患者心理支持。向患者介绍疾病治疗的最新进展,增强患者的信心。必要时教授缓解、减轻焦虑的方法,如散步、适当宣泄、深呼吸、转移注意力等。

六、健康教育

向患者和家属讲解引起多尿的原因和治疗手段,便于患者和家属与医护人员合作,取得最佳治疗效果。教会患者及家属识别脱水的表现,如出现极度口渴、唇舌干燥、眼窝凹陷、皮肤弹性下降、乏力、烦躁不安等症状,需要及时补充水分。学会观察肾功能和尿量,出院后门诊随访。

第八节　少尿及无尿

少尿指成人 24 h 尿量少于 400 ml 或每小时尿量持续少于 17 ml。无尿指 24 h 尿量少于 100 ml 或 12 h 内完全无尿。

一、临床表现

除外尿量的改变,依据原发病的不同,可伴随消化系统厌食、恶心、呕吐、黄疸等症状;心血管系统症状如肺水肿、咳泡沫痰、高血压、心律失常、心力衰竭、全身水肿等;呼吸系统症状如呼吸急促、缺氧、急性呼吸窘迫综合征等;其他如感觉意识障碍、痉挛、贫血、出血、代谢性酸中毒、水肿等症状。

二、治疗原则

1. 治疗原发病　如急性肾衰竭少尿期主要纠正全身循环血流动力学障碍,以及避免应用和处理各种外源性或内源性肾毒性物质。外源性肾毒性物质主要有抗生素、磺胺类药、非甾体抗炎药、造影剂、重金属及顺铂等。产生内源性肾毒性物质的疾病主要有高尿酸血症、肌红蛋白尿、血红蛋白尿及高钙血症等。

2. 饮食治疗　限制水分摄入,原则上"量出为入",入水量为前 1 d 尿量加 500 ml。低钾、低钠、低蛋白、高热量饮食。

3. 药物治疗　使用利尿药,如呋塞米可以用至 $200\sim400$ mg 静脉注射;降压药治疗肾性高血压。

4. 透析治疗　包括血液透析和腹膜透析。及时的透析治疗可以减少并发症的发生。当出现下列情况时应给予透析:①急性肺水肿或充血性心力衰竭。②高钾血症,血钾≥6.5mmol/L 或心电图出现明显异位心律,伴 QRS 波增宽。③少尿或无尿 2 d 以上,伴体液潴留。④出现尿毒症症状,如呕吐、神志淡漠、烦躁、嗜睡;处于高分解代谢状态。⑤pH<7.25,二氧化碳结合力<13 mmol/L,血尿素氮>17.8 mmol/L,血肌酐>44.2 μmol/L。

5. 手术治疗　如果为尿路梗阻引起的少尿、无尿,则视梗阻的具体情况进行手术治疗。

三、护理评估

1. 引起尿量异常的原因

(1)引起少尿、无尿的相关疾病,如休克、肾血管阻塞、肾病、尿路梗阻、前列腺肥大等。

(2)有无先天性尿道狭窄等家族史。

(3)用药史:如使用解热镇痛药后出汗增多造成少尿或无尿;利尿药使用的量、效果及不良反应。

2. 排尿的形态　如排尿的量、颜色、性质、频率,排尿时是否有合并症状(如腹部疼痛)。

3. 生命体征　判断意识状态,测量体温、脉搏、呼吸、血压的变化。

4. 伴随症状　是否出现水肿、高血压、头痛、恶心、呕吐以及原发疾病出现的症状,如休克、肺水肿、呼吸急促、皮肤瘙痒等。

5. 辅助检查　尿常规、血常规、血电解质、肾功能、肾 X 线、B 超、CT、心电图等检查结果,为明确原发病提供依据。

6. 患者心理状态　观察患者有无焦虑、烦躁等表现。

四、护理目标

1. 患者皮肤完整,未发生并发症。

2. 体液及电解质基本平衡。

3. 患者及家属掌握尿量测量、记录及异常的方法和相关知识。

4. 了解透析治疗的意义和配合。

五、护理措施

1. 维持体液及电解质的平衡

(1)详细记录 24 h 出入量,每小时测量尿量 1 次,平均每小时尿量<30～50 ml 时。

(2)每日早晨排尿后测量体重。

(3)监测生命体征。

(4)评估水肿程度,有无加重。

2. 病情和用药效果观察

(1)准确测量和记录每日尿量,判断患者个体对利尿药的敏感性,为准确使用利尿药的种类和剂量提供依据。

(2)注意利尿药的不良反应:如出现肌肉无力、四肢麻木感、恶心、腹泻,心电图 T 波变窄、QRS 波变宽,心律失常,心率减慢时,提示高钾血症。

3. 清洁口腔　预防口腔黏膜溃疡和感染。

4. 保持皮肤的完整性

(1)保持皮肤清洁:每日温水擦浴;全身水肿的患者应穿宽大、柔软的衣服,定时更换体位,防止发生压疮及皮肤破溃。

(2)保持床单位整洁、干燥、平整、无渣屑。

（3）避免抓、碰伤。

5. 饮食护理　根据发生少尿、无尿的原因以及血液生化的结果，遵医嘱给予正确饮食，一般予以限钠、低钾的饮食，适量补充优质蛋白，动物蛋白质应占一天摄入量的50％以上，限制水的摄入。

6. 心理护理　耐心倾听患者的诉说，给患者宣泄的机会。转移其注意力，患者情绪激动时教会其调整呼吸的方法，以缓解紧张情绪，减轻心理压力，给患者以信任和安全感。

六、健康教育

指导患者及家属准确记录入量及尿量的意义与方法，遵医嘱按时、按量服药，避免擅自减药或停药，指导利尿药不良反应的预防和观察；讲解并发症的预防与先兆表现，及时就医。注意保持良好的日常生活习惯，避免到人多的场地，预防上呼吸道及皮肤感染，注意锻炼，加强机体抵抗力，出院后按时透析和复诊。

第九节　贫　血

贫血是指外周血液单位容积内红细胞计数、血红蛋白量和（或）血细胞比容低于正常范围下限的一种常见的临床症状。在我国海平面地区一般成年男性血红蛋白＜120 g/L，成年女性血红蛋白＜110 g/L，孕妇血红蛋白＜100 g/L 即为贫血。

一、临床表现

1. 一般表现　贫血造成身体组织的缺氧及二氧化碳分压升高，患者会有疲乏、困倦、软弱无力，常为贫血最常见和最早出现的症状，部分患者可有低热。皮肤黏膜苍白是贫血最突出的表现，以眼睑结膜、口腔黏膜、口唇、耳郭、甲床发白为主，部分患者尚有皮肤干燥、弹性下降和肌张力降低、毛发稀疏等。

2. 神经肌肉系统表现　由于缺血、缺氧，患者常出现嗜睡、头痛、头晕、耳鸣、晕厥、失眠、多梦、怕冷、记忆力减退及注意力不集中等症状。

3. 心血管系统表现　轻度贫血对心、肺功能影响不明显，中度贫血者体力活动后可出现心悸、气短。严重贫血者轻微活动甚至休息状态均可发生呼吸困难。部分患者可有下肢水肿，心尖区或心底部可听到柔和的收缩期杂音，心电图 ST 段降低，T 波平坦或倒置。

4. 消化系统表现　胃肠黏膜因缺氧引起消化液分泌减少和胃肠功能紊乱，常出现食欲缺乏、恶心、腹胀、腹泻或便秘、舌炎和口腔炎，肝、脾大及黄疸等。

5. 泌尿生殖系统 由于肾、生殖系统缺氧,有时可出现轻度蛋白尿及尿浓缩功能减退,表现为夜尿增多。男性性功能减退,女性月经失调等。

6. 其他 患者伤口愈合较慢,偶见眼底苍白及视网膜出血。

二、治疗原则

1. 对症治疗 目的是减轻重度血细胞减少对患者的致命影响,为对因治疗发挥作用赢得时间。重度贫血患者、老年或合并心肺功能不全的贫血患者应输红细胞,纠正贫血,改善体内缺氧状态;急性大量失血患者应及时输血或输注红细胞、血浆,迅速恢复血容量并纠正贫血;对贫血合并出血者,应根据出血机制的不同采取不同的止血治疗;对贫血合并感染者,应酌情给予抗感染治疗。

2. 原因治疗 缺铁性贫血给予补铁及治疗;导致缺铁的原发病巨幼红细胞贫血补充叶酸、维生素 B_{12};自身免疫性溶血性贫血应用糖皮质激素、免疫抑制药、脾切除术治疗;遗传性球形红细胞增多症和蚕豆病,切脾治疗效果良好;造血干细胞异常引起的贫血采用干细胞移植;再生障碍性贫血给予糖皮质激素、免疫抑制药(抗淋巴细胞球蛋白、抗胸腺细胞球蛋白、环孢素等)及造血正调控因子(雄激素、红细胞生成素等)治疗;肿瘤性贫血采用化学治疗或放射治疗。

三、护理评估

1. 基本资料

(1)年龄、性别:骨髓的造血功能随着年龄增长而下降,而男性造血功能高于女性。

(2)饮食习惯:食物摄取不平衡,如偏食,蔬菜、水果摄入少,或长期摄入高糖、高脂食物等,导致营养失调,缺乏叶酸、微量元素,出现贫血。

(3)职业:工作中是否接触如苯、铅、砷等有害物质。

2. 既往病史 有无胃肠道手术病史,术后伤口愈合情况。有无脾功能亢进及肝病史,有无造血功能异常、输血史等。

3. 家族史 家族中有无遗传性贫血病史。

4. 实验室及其他辅助检查

(1)血常规中血红蛋白及红细胞是确定贫血的可靠指标。

(2)外周血涂片检查有助于进行贫血形态学分类和发现异形红细胞和白细胞、血小板的变化。

(3)网织红细胞计数可以帮助了解红细胞的增生程度及作为贫血疗效的早期指标。

(4)骨髓穿刺可了解骨髓造血细胞的增生情况、各系细胞比例、细胞形态,了解有无异常细胞及寄生虫等。

(5)贫血病因的检查还包括尿常规、肾功能、大便常规、胃肠道 X 线检查、胃镜及有关血生化、免疫学、组织病理及核素检查。

5. 贫血程度及伴随症状

(1)临床上根据血红蛋白浓度将贫血分为轻度、中度、重度和极重度。

(2)皮肤黏膜:贫血可以造成皮肤、甲床、口唇、眼结膜苍白,皮肤弹性下降。

(3)黄疸:大量溶血可以造成皮肤、巩膜黄染。

(4)口腔:出现舌苍白,缺乏铁及维生素出现舌面平滑且疼痛、口腔黏膜溃疡,再生障碍性贫血患者可出现急性咽喉炎等。

(5)循环系统:呼吸急促,活动后心率加快,憋气,长期的贫血可以造成贫血性心脏病、心动过速、心脏杂音等。

(6)消化系统:铁缺乏会出现异食癖,喜欢吃一些脏的食物。消化道黏膜缺血,消化能力减弱、食欲下降。

(7)泌尿系统:溶血后,出现酱油色或浓茶色的血红蛋白尿。

(8)生殖系统:缺铁可以导致女性月经过多,月经失调;男性有性欲减退现象。

(9)其他:急性溶血可以有腰背部疼痛,严重贫血经常会出现眩晕、耳鸣、晕厥等情况。

6. 生活能力及心理影响　急性大量失血的患者可出现恐惧、紧张、急躁情绪,再生障碍性贫血的患者可能有对治疗效果的担忧和焦虑心理。注意患者进餐、沐浴、如厕、活动等日常生活的自理程度,是否需要协助。

四、护理目标

1. 缺氧症状及贫血缓解。

2. 摄入合理的营养素,维持体液平衡。

3. 减少或无并发症发生。

4. 患者情绪稳定,无焦虑、担忧、恐惧等不良情绪。

5. 患者生活能力增强或能自理。

五、护理措施

1. 休息　休息可以减轻心肺负担,减轻缺氧状况。轻度贫血可以适当活动,日常生活自理,活动时若出现头晕、眼花现象时,应立即去枕平卧,以增强头部循环血量,缓解症状,防止意外。重度贫血者,需卧床休息,保持病室安静,减少探视,护理、治疗应集中进行,以保证患者充分休息。

2. 合理饮食　贫血患者应给予高蛋白、高热量、高铁和高维生素饮食。缺铁性贫血和叶酸、维生素 B_{12} 缺乏者,应多摄取动物肝、牛肉、蛋黄、牛奶、绿色蔬菜。口腔疼痛和口腔黏膜溃疡者,以清淡、易消化的软食、半流食、流食为主,避免辛辣、过热、有刺激性的食物,鼓励进食,并少吃多餐,多饮水。

3. 预防并发症

(1)贫血患者易发生皮肤感染,应做好皮肤清洁,防止皮肤破溃、感染。皮肤细胞缺氧易发生压疮,要定时协助翻身、按摩、温水擦浴。

(2)做好口腔护理,进食后用生理盐水或硼酸水漱口,清除口腔内的食物残渣;口腔黏膜溃疡者,清洗口腔后,局部外涂口腔溃疡膏;使用软毛牙刷刷牙;空气干燥时,涂复方薄荷油以湿润口唇防止干裂。

(3)注意病室环境,每天通风 2～3 次,每次 30 min,控制室内的温、湿度,减少陪伴、探视人员,预防肺部感染。

4. 铁剂治疗的护理　口服铁剂易引起恶心、呕吐等胃肠道反应,应指导患者铁剂与食物同服,若与维生素 C 同服效果更佳,可增加铁的吸收;避免铁剂与牛奶、咖啡、茶同时服,因其可影响铁的吸收;服用水剂铁时,尽量使用吸管,服后漱口,防止造成牙齿着色;除此之外,铁剂可使粪便变成黑色,易引起患者情绪紧张。采用深部肌内注射铁剂,并经常更换部位,以促进铁的吸收,避免硬结形成;药液溢出可引起皮肤着色,故一般不选用三角肌;可采用 Z 形注射法或留空气注射法,以免药液溢出;注射铁剂时,临床有少数患者出现皮疹或全身过敏反应,注意严密观察,并备肾上腺素,部分患者可出现尿频、尿急症状,应嘱其多饮水。

5. 日常生活能力恢复指导　贫血症状缓解后,可以根据患者的身体状况、血红蛋白及红细胞值,制订出个性化的活动锻炼计划。首先床上活动,然后逐渐过渡到床边、室内、走廊、户外活动,并能够完成简单的日常活动,根据患者活动后的反应,适当调整进度与活动量,活动中患者出现头晕、呼吸急促、心率加快等症状时,要协助其卧床休息,并适当减轻活动量。

六、健康教育

介绍疾病相关知识,使其了解发病及治疗过程,并能明白和理解治疗恢复一般较慢,时间长,且需医、护、患三方相互配合才能达到最快的恢复,介绍成功的病例及治疗的最新进展,提高其对医护人员的信任感,增强治愈的信心;提供安静、舒适的病房条件,缓解紧张、焦虑的情绪;耐心倾听患者的诉说,并提供生活照顾,解决患者的后顾之忧。

第十节　出　血

正常情况下,血液在血管内流动,当血管壁受到损伤时,血液流出血管外,称出血。当发生出血时,机体可通过多种凝血机制促进血液的凝固,防止血液的流失,达到出血停止,即止血。当机体正常的凝血机制发生障碍时,可引起自发出血或血液在血管壁受损时无法及时凝固而出血不止,此时称为出血倾向。

一、临床表现

1. 瘀点、紫癜、瘀斑　见于皮下小血管或毛细血管破裂引起的出血,多表现为血液淤积于皮下,形成红色或暗红色斑,压之不褪色,视出血面积大小分为瘀点、紫癜、瘀斑,其直径<2 mm 为瘀点,3~5 mm 为紫癜,>5 mm 为瘀斑。

2. 黏膜出血　常表现为口腔黏膜、鼻黏膜等部位的出血,口腔黏膜出血可形成血疱、牙龈出血等。

3. 血肿　指较大的血管破裂引起的出血,常聚集成块压迫邻近组织、血管或神经,导致疼痛、麻木感或局部循环障碍。

4. 关节腔出血　关节是运动器官,关节腔体积不大,所以,关节腔出血会伴随严重的红肿、疼痛、功能障碍。

5. 出血不止、继发性出血及全身性出血　血管受损时流血不止或止住又再度出血,如月经过多、血尿、便血、呕血、咯血等。

6. 伴随症状　急性出血,出现面色苍白、冷汗、心率加快、血压降低、昏迷,甚至死亡。慢性出血,表现为消瘦、营养缺乏、贫血。关节肌肉出血,常伴有肿胀、疼痛等。

二、治疗原则

1. 积极治疗原发疾病,如各种肝病。

2. 血小板异常

(1)原发性血小板减少性紫癜:①药物治疗,如肾上腺皮质激素、免疫抑制药等;②脾切除术;③输新鲜血小板。

(2)再生障碍性贫血:输血小板。

3. 血管壁功能异常,如过敏性紫癜,使用促皮质素、抗组胺药,减少毛细血管通透性的药物如维生素 C 等治疗。

4. 凝血功能异常,如血友病补充凝血因子Ⅷ、因子Ⅸ治疗出血倾向;肝病患者,补充维生素 K 和凝血因子。

三、护理评估

1. 引起出血的原因及相关因素　患者的年龄及病史;是否有遗传性疾病,如血友病;是否服用抗凝药物,如阿司匹林等。

2. 伴随症状　黄疸、发热、腹痛、肝脾大、贫血、关节红肿、休克等。

3. 出血的特征

(1)出血部位:皮肤、黏膜、关节腔、肌肉、呼吸道、消化道、泌尿系统、颅内等。

(2)出血形式:瘀点、紫癜、瘀斑、血肿、黏膜出血、关节内出血、全身性出血等。

(3)出血量、出血范围。

(4)出血方式:持续性、间断性、突发性等。

(5)血液性状、颜色。

4. 生命体征的评估　体温>38 ℃提示感染的可能,需注意脉搏、呼吸、血压的变化。

5. 出血程度及伴随的症状　面色苍白、冷汗、四肢湿冷、心率加快、血压降低、呼吸急促,提示发生低血容量性休克。

6. 辅助检查　血常规、出凝血时间、大便潜血、凝血酶原时间及活动度、骨髓穿刺、血小板功能等指标,可为诊断和用药提供依据。

7. 心理社会情况　出血或反复复发,导致患者紧张、焦虑、恐惧等不良心理情绪,影响治疗和护理;家属对患者态度及疾病的认识,直接干预患者的病情和治疗。

四、护理目标

1. 皮肤完整。

2. 出血停止,皮肤黏膜下瘀点、紫癜、瘀斑、血肿减轻或被吸收。

3. 患者及家属能掌握出血的相关知识。

4. 患者及家属能判断皮肤、黏膜下瘀点、紫癜、瘀斑。

五、护理措施

1. 大量出血　如呕血、便血、咯血等,必须卧床休息,减少活动,预防窒息和摔倒等意外。

2. 饮食　应进食清淡、易消化、无刺激性的软食,忌油炸、坚硬、带刺、锐利的食物,防止损伤消化道黏膜,引发出血。呕血时须禁食,出血停止后开始进食温流质饮食,逐渐过渡到半流质饮食、软食、普通饮食;忌烟酒。

3. 病情观察

(1)定时测量生命体征,特别是血压、体温的变化。

(2)密切观察出血的形式、量、颜色和性状的改变,判断出血是否停止。

(3)伴随症状:黄疸加深说明病情加重,体温突然上升>39 ℃,提示感染的存在;瘀点、紫癜、瘀斑、血肿等范围扩大,分泌物、排泄物的颜色新鲜,提示仍在出血。

4. 出血的早期处理　出现出血点时,行加压止血或局部冷敷。口腔黏膜和齿龈出血时,用冰盐水加凝血酶或去甲肾上腺素含漱后,再用去甲肾上腺素或凝血酶棉球局部压迫。鼻腔出血时,用棉球、凡士林油纱条、明胶海绵等填塞压迫止血。大量出血时,迅速建立静脉输液通道,交叉配血、急查血常规及生化,输入液体及止血药等,必要时输入浓缩红细胞或全血、血浆。

5. 口、鼻腔护理　忌用牙签剔牙、挖鼻孔等。保持口唇、鼻腔湿润,可以外涂复方薄荷油,预防因干燥引发的出血。出血倾向严重时,忌使用牙刷,可用棉球清洁口腔,清除口腔血液与异味,禁止强行剥离血凝块。

6. 活动时动作轻柔,避免碰撞,穿防滑鞋,防止发生意外伤害。

7. 各种穿刺后,局部加压止血应延长在 5~10 min 或 10 min 以上。

8. 保持大便通畅,必要时可以服用缓泻药,防止因用力排便导致的出血。

9. 心理护理　对大量出血的患者,给予精神安慰。鼓励患者说出自己的感受,耐心倾听患者的诉说,向患者讲解药物及输血治疗的作用,缓解患者的紧张、恐惧情绪,减轻心理压力。

六、健康教育

指导患者及家属早期出血的处理措施,如用力压迫出血点,出血局部冷敷,鼻腔出血用棉球填塞,并及时就诊;避免使用阿司匹林类药物及抗凝药物,如保泰松、肝素等;进食清淡、无刺激性的软食,忌烟酒及油炸、坚硬、粗糙的食物;养成良好的排大便习惯。

第**6**章

消化系统疾病患者护理和健康教育

第一节　上消化道大量出血患者护理和健康教育

一、概述

上消化道出血是指 Treitz 韧带以上的消化道,包括食管、胃、十二指肠、胰、胆道病变引起的出血,以及胃空肠吻合术后的空肠病变出血。出血的病因可为上消化道疾病或全身性疾病。

上消化道大量出血一般指在数小时内失血量超过 1000 ml 或循环血容量的 20%,主要临床表现为呕血和(或)黑粪,常伴有血容量减少而引起急性周围循环衰竭,严重者导致失血性休克而危及患者生命。本病是常见的临床急症,要及早识别出血征象,严密观察病情变化,迅速准确的抢救治疗和细致的临床护理,是抢救患者生命的重要环节。

二、临床表现

上消化道大量出血的临床表现取决于出血病变的性质、部位、出血量与速度,并与患者出血前的全身状况如有无贫血及心功能、肾功能、肝功能有关。

1. 呕血与黑粪　呕血与黑粪是上消化道出血的特征性表现。上消化道出血者均有黑粪,但不一定有呕血。出血部位在幽门以上者常有呕血和黑粪,在幽门以下者可仅表现为黑粪,但出血量少而速度慢的幽门以上病变也可仅见黑粪,而出血量大、速度快的幽门以下病变可因血液反流入胃,引起呕血。

呕血与黑粪的颜色、性质也与出血量和速度有关。呕血呈鲜红色或血块提示出血量大且速度快,血液在胃内停留时间短,未经胃酸充分混合即呕出;如呕血呈棕褐色咖啡渣样,则表明血液在胃内停留时间长,经胃酸作用形成正铁血红蛋白所致。柏油样黏稠而发亮,是因血红蛋白中铁与肠内硫化物作用形成硫化铁所致;当出血量大且速度快时,血液在肠内推进快,粪便可呈暗红甚至鲜红色,需与下消化道出血鉴别。空肠、回肠出血如出血量不大,在肠内停留时间较长,也可表现为黑粪,需与上消化道出血相鉴别。

2. 失血性周围循环衰竭　上消化道大量出血时,由于循环血容量急剧减少,静脉回心血量相应不足,导致心排血量降低,常发生急性周围循环衰竭,其程度轻重因出血量大小和失血速度快慢而异。患者可出现头晕、心悸、乏力、出汗、口渴、晕厥等一系列组织缺血的表现。

出血性休克早期体征有脉搏细速、脉压变小,血压可因机体代偿作用而正常甚至一时偏高,此时应特别注意血压波动,并予以及时抢救,否则血压将迅速下降。

呈现休克状态时,患者表现为面色苍白、口唇发绀、呼吸急促,皮肤湿冷,呈灰白色或紫灰花斑,施压后退色经久不能恢复,体表静脉塌陷;精神萎靡、烦躁不安,重者反应迟钝、意识模糊;收缩压降至 80 mmHg 以下,脉压＜25～30 mmHg,心率加快至每分钟 120 次以上。休克时尿量减少,若补足血容量后仍少尿或无尿,应考虑并发急性肾衰竭。

老年人因器官储备功能低下,且常有脑动脉硬化、高血压病、冠状动脉粥样硬化性心脏病、慢性阻塞性肺疾病等老年基础病变,即使出血量不大也可引起多器官功能衰竭,增加病死率。

3. 发热　大量出血后,大多数患者在 24 h 内出现发热,一般不超过 38.5 ℃,可持续 3～5 d。发热机制可能与循环血容量减少、急性周围循环衰竭、导致体温调节中枢功能障碍有关,失血性贫血亦为影响因素之一。临床上分析发热原因时,要注意寻找有无并发肺炎或其他感染等引起发热的因素。

4. 氮质血症　可分为肠源性氮质血症、肾前性氮质血症和肾性氮质血症。

上消化道大量出血后,肠道中血液的蛋白质消化产物被吸收,引起血中尿素氮浓度增高,称为肠性氮质血症。血尿素氮多在一次出血后数小时上升,24～48 h 达到高峰,一般不超过 14.3 mmol/L,3～4 d 恢复正常。如患者血尿素氮持续增高超过 3～4 d,血容量已基本纠正且出血前肾功能正常,则提示有上消化道继续出血或再次出血。

出血导致周围循环衰竭,使肾血流量和肾小球滤过率减少,以致氮质潴留,是血尿素氮增高的肾前性因素。

如无活动性出血的证据,且血容量已基本补足而尿量仍少,血尿素氮不能降至正常,则应考虑是否因严重而持久的休克造成急性肾衰竭,或失血加重原有的肾损害而发生肾衰竭。

5. 血象　上消化道大量出血后,均有急性失血性贫血。出血早期血象检查无变化,经 3～4 h 后,因组织液渗入血管内,使血液稀释,才出现失血性贫血的血象改变。

贫血程度取决于失血量、出血前有无贫血、出血后液体平衡状态等因素。出血 24 h 内网织红细胞即见增高,出血停止后逐渐降至正常,如出血不止则可持续升高。白细胞计数在出血后 2~5 h 升高,可达$(10~20)×10^9$/L,血止后 2~3 d 恢复正常。肝硬化脾功能亢进者白细胞计数可不升高。

三、护理措施

各种病因引起的上消化道出血,在护理上有其共性,也各有特殊性。以下主要列出上消化道出血基本的、共同的护理措施,以及食管胃底静脉曲张破裂出血的特殊护理措施。

(一)上消化道大量出血的常规护理

1. 体液不足

(1)体位与保持呼吸道通畅:大出血时患者应绝对卧床休息,取平卧位并将下肢略抬高,以保证脑部供血。呕吐时头偏向一侧,防止窒息或误吸;必要时用负压吸引器清除气道内的分泌物、血液或呕吐物,保持呼吸道通畅。给予吸氧。

(2)治疗护理:立即建立静脉通道。配合医师迅速、准确地实施输血、输液、各种止血治疗及用药等抢救措施,并观察治疗效果及不良反应。输液开始宜快,必要时测定中心静脉压作为调整输液量和速度的依据。避免因输液、输血过多、过快而引起急性肺水肿,对老年患者和心肺功能不全者尤应注意。肝病患者忌用吗啡、巴比妥类药物;宜输新鲜血,因库存血含氨量高,易诱发肝性脑病。需要准备好急救用品和急救药物。

(3)饮食护理:急性大出血伴恶心、呕吐者应禁食。少量出血无呕吐者,可进温凉、清淡流质饮食,这对消化性溃疡患者尤为重要,因进食可减少胃收缩运动并可中和胃酸,促进溃疡愈合。出血停止后改为营养丰富、易消化、无刺激性半流质饮食、软食,少量多餐,逐步过渡到正常饮食。

(4)心理护理:安静休息有利于止血,应关心、安慰患者。抢救工作应迅速而不忙乱,以减轻患者的紧张情绪。经常巡视,大出血时陪伴患者,使其有安全感。呕血或排黑粪后及时清除血迹、污物,以减少对患者的不良刺激。解释各项检查、治疗措施,听取并解答患者或家属的提问,以减轻他们的疑虑。

(5)病情观察:大出血时严密监测患者的心率、血压、呼吸和神志变化,必要时进行心电监护。准确记录出入量,疑有休克时留置导尿管,测每小时尿量,应保持每小时尿量>30 ml。观察症状、体征,如患者出现烦躁不安、面色苍白、皮肤湿冷、四肢冰凉提示微循环血液灌注不足,而皮肤逐渐转暖、出汗停止则提示血液灌注好转。观察呕吐物和粪便的性状、颜色及量。定期复查红细胞计数、血细胞比容、血红蛋白、网织红细胞计数、血尿素氮,以了解贫血程度、出血是否停止。急性大出血时,经由呕吐物、鼻胃管抽吸和腹泻,可丢失大量水和电解质,故应密切监测血清电解质的变化。

2. 继续或再次出血的判断　观察中出现下列迹象,提示有活动性出血或再次出血:①反复呕血,甚至呕吐物由咖啡色转为鲜红色;②黑粪次数增多且粪质稀薄,色泽转为暗红色,伴肠鸣音亢进;③周围循环衰竭的表现经补液、输血而未改善,或好转后又恶化,血压波动,中心静脉压不稳定;④红细胞计数、血细胞比容、血红蛋白测定不断下降,网织红细胞计数持续增高;⑤在补液足够、尿量正常的情况下,血尿素氮持续或再次增高;⑥门静脉高压的患者原有脾大,在出血后常暂时缩小,如不见脾恢复肿大也提示出血未止。

3. 患者原发病的病情观察　例如肝硬化并发上消化道大量出血的患者,应注意观察有无并发感染、黄疸加重、肝性脑病等。

4. 活动无耐力

1)休息与活动:精神上的安静和减少身体活动有利于出血停止。少量出血者应卧床休息。大出血者绝对卧床休息,协助患者取舒适体位并定时变换体位,注意保暖,治疗和护理工作应有计划集中进行,以保证患者的休息和睡眠。病情稳定后,逐渐增加活动量。

2)安全:轻症患者可少量活动,可上厕所,但应注意有活动性出血时,患者常因有便意而至厕所,在排便时或便后起立时晕厥,故应嘱患者坐起、站起时动作缓慢;出现头晕、心慌、出汗时立即卧床休息并告知护士;必要时由护士陪同如厕或暂时改为在床上排泄。应多巡视重症患者,并用床挡加以保护。

3)生活护理:限制活动期限,协助患者完成个人日常生活活动,例如进食、口腔清洁、皮肤清洁、排泄。卧床者特别是老年人和重症患者注意预防压疮。呕吐后及时漱口,排便次数多者注意要肛周皮肤清洁和保护。

(二)食管胃底静脉曲张破裂出血的特殊护理

除上述上消化道大量出血的基本护理措施外,本病患者的特殊护理措施补充如下。

1. 体液不足

(1)饮食护理:活动性出血时应禁食。止血后1~2 d可进高热量、高维生素流质饮食,无再出血可渐改为半流质饮食、软食,限制钠和蛋白质摄入,避免粗糙、坚硬、刺激性食物,且应细嚼慢咽,防止损伤曲张静脉而再次出血。

(2)治疗护理:血管加压素可引起腹痛、血压升高、心律失常、心肌缺血,甚至发生心肌梗死,故滴注速度应准确,并严密观察不良反应。患有冠状动脉粥样硬化性心脏病的患者忌用血管加压素。

(3)三(四)腔气囊管的应用:熟练的操作和插管后的密切观察及细致护理是达到预期止血效果的关键。插管前仔细检查,确保食管引流管、胃管、食管囊管、胃囊管通畅并分别做好标记,检查两气囊无漏气后抽尽囊内气体,备用。协助医师为患者做鼻腔、咽喉部局部麻醉,经鼻腔或口腔插管至胃内。插管至 65 cm 时抽取胃液,检查管端确在胃内,并抽出胃内积血。先向胃囊注气 150～200 ml,至囊内压约 50 mmHg 并封闭管口,缓缓向外牵引管道,使胃囊压迫胃底部曲张静脉。如单用胃囊压迫已止血,则食管囊不必充气。如未能止血,继向食管囊注气约 100 ml 至囊内压约 40 mmHg 并封闭管口,使气囊压迫食管下段的曲张静脉。管外端以绷带连接 0.5 kg 沙袋,经牵引架做持续牵引。将食管引流管、胃管连接负压吸引器或定时抽吸,观察出血是否停止,并记录引流液的性状、颜色及量;经胃管冲洗胃腔,以清除积血,可减少氨在肠道的吸收,以免血氨增高而诱发肝性脑病。

出血停止后,放松牵引,放出囊内气体,保留管道继续观察 24 h,未再出血可考虑拔管,对昏迷患者亦可继续留置管道用于注入食物和药液。拔管前口服液状石蜡 20～30 ml,润滑黏膜和管、囊外壁,抽尽囊内气体,以缓慢、轻巧的动作拔管。气囊压迫一般以 3～4 d 为限,继续出血者可适当延长。

留置管道期间,定时做好鼻腔、口腔的清洁,用液状石蜡润滑鼻腔、口唇。床旁置备用三(四)腔气囊管、血管钳及换管所需用品,以便紧急换管时用。

留置三(四)腔气囊管给患者以不适感,有过插管经历的患者尤其易出现恐惧或焦虑感,故应多巡视、陪伴患者,解释本治疗方法的目的和过程,加以安慰和鼓励,取得患者的配合。

2. 有受伤的危险

(1)防创伤:留置三(四)腔气囊管期间,定时测量气囊内压力,以防压力不足而致未能止血,或压力过高而引起组织坏死。气囊充气加压 12～24 h 应放松牵引,放气 15～30 min,如出血未止,再注气加压,以免食管胃底黏膜受压过久而致糜烂、坏死。

(2)防窒息:当胃囊充气不足或破裂时,食管囊可向上移动,阻塞于喉部而引起窒息,一旦发生应立即抽出食管囊内气体,拔出管道。对昏迷患者尤应密切观察有无突然发生的呼吸困难或窒息表现。必要时约束患者双手,以防烦躁或神志不清的患者试图拔管而发生窒息等意外。

(3)防误吸:应用四腔管时可经食管引流管抽出食管内积聚的液体,以防误吸引起吸入性肺炎;三腔管无食管引流管腔,必要时可另插一管进行抽吸。床旁置备弯盘、纸巾,供患者及时清除鼻腔、口腔分泌物,并嘱患者勿咽下唾液等分泌物。

四、健康教育

1. 上消化道出血的临床过程及预后因引起出血的病因而异,应帮助患者和家属掌握有关疾病的病因和诱因、预防、治疗和护理知识,以减少再度出血的危险。

2. 注意饮食卫生和饮食的规律,进食营养丰富、易消化的食物,避免过饥或暴饮暴食,避免粗糙、刺激性食物,或过冷、过热、产气多的食物、饮料等,合理饮食是避免诱发上消化道出血的重要环节。

3. 生活起居要有规律,劳逸结合,保持乐观情绪,保证身心休息。应戒烟、戒酒,在医师指导下用药,勿自我处方。避免长期精神紧张,过度劳累。

4. 患者及其家属应学会早期识别出血征象及应急措施:出现头晕、心悸等不适或呕血、黑粪时,立即卧床休息,保持安静,减少身体活动;呕吐时取侧卧位以免误吸;立即送医院治疗。慢性病者应定期门诊随访。

第二节　胃癌患者护理和健康教育

一、概述

胃癌是最常见的消化道恶性肿瘤,发病年龄以 40～60 岁为多见,男女比约为 3:1。胃癌的临床表现缺乏特异性,早期确诊尚不到 10%。

胃癌最多见于胃窦,其次为胃小弯、贲门,分为早期胃癌和进展期胃癌。早期胃癌指所有局限于黏膜或黏膜下层的胃癌(无论是否有淋巴结转移)。进展性胃癌在国内分为以下 3 型。①块状型癌:此型癌肿较局限,生长缓慢,转移较晚。②溃疡型癌:此型发生出血、穿孔者较多见。③弥漫型癌:癌细胞弥漫浸润于胃壁各层内,遍及胃的大部或全部,使得胃腔缩窄,胃壁僵硬,呈"革袋状"。此型癌细胞分化较差,恶性程度高,转移亦较早。

胃癌的转移途径有　①直接蔓延:癌肿向胃壁四周或深部浸润,可直接侵入腹壁、邻近器官或组织(肝、胰、大网膜、横结肠系膜等);癌细胞也可沿黏膜下层淋巴网蔓延,向上侵犯食管下段,向下侵及十二指肠。②淋巴结转移:是最主要的转移方式,甚至可见仅限于黏膜内的早期胃癌已有淋巴结转移;可侵入幽门上、胃小弯、幽门下、脾胰淋巴结;最后汇集到腹腔淋巴结;恶性程度较高的癌肿可以超越上述常规方式,而直接侵及远处淋巴结,如通过胸导管转移到左锁骨上淋巴结。③血行转移:多发生在晚期,播散到肝、肺、骨或脑等处。④腹腔种植:癌细胞浸润穿透胃壁,癌细胞脱落而种植于腹腔、大网膜或其他脏器。

胃癌的治疗主要有手术治疗和化学治疗。手术分为①根治切除术:为胃癌特别是早期胃癌的有效治疗方法。②姑息性切除:适用于癌肿远处转移,无根治之可能。③减状手术:如癌肿不能切除而有幽门梗阻者,可行胃-空肠吻合术,以解除梗阻。化学疗法:联合用药,所用药物有氟尿嘧啶(5-Fu)、丝裂霉素 C(MMC)、替加氟(FT-207)等。

二、护理评估

1. **病史**　胃癌的病因及发病机制尚不很清楚,大部分与地区、土壤及水源中所含微量元素种类、含量、金属成分比例、酸碱度、工业废物污染、农药杀虫剂的应用等有关,与过多摄入盐腌、烟熏食物、高热油煎炸食物及发霉食物等有关。某些胃部疾病如胃息肉、胃溃疡、慢性萎缩性胃炎、恶性贫血及少数胃溃疡是胃癌发生的癌前状态。其中尤以生活、饮食习惯和遗传因素最为重要。

2. **身体评估**

(1)早期临床症状多不明显,也不典型,仅有上腹不适、隐痛、嗳气、反酸、食欲缺乏或轻度贫血等,类似胃十二指肠溃疡或慢性胃炎等症状。

(2)随病情发展出现上腹疼痛、食欲缺乏、消瘦、体重减轻。胃窦部癌伴幽门部分或完全梗阻时发生呕吐,呕吐物多为宿食和胃液;贲门癌和高位小弯癌出现进食梗阻感,但癌肿破溃或侵袭血管,导致出血或突发上消化道大出血,也可能发生急性穿孔。

(3)晚期为转移灶引起的症状,如肝大、腹水、锁骨上淋巴结肿大。此时消瘦、贫血明显,终呈恶病质。

三、护理诊断

1. **焦虑、恐惧**　与癌症的预后有关。
2. **营养失调**　与胃癌引起的消化道症状有关。
3. **体液不足**　与胃癌术后调节机制失效有关。

四、预期目标

1. 消除恐惧心理,减轻焦虑。
2. 维持适当营养,保持水和电解质平衡。
3. 减轻疼痛与其他不适。

五、护理措施

1. 术前护理

(1)做好心理护理,手术前安慰患者,耐心解答各种问题,消除患者不良心理,加强对手术的信心。

(2)加强饮食护理,给予高蛋白质、高热量、高维生素、易消化的饮食,注意少量多餐,术前 1 d 进流质饮食,术前 12 h 禁食、禁饮。

(3)患者营养状况较差,如术前有贫血、低蛋白血症者,应予以纠正,注意补充血浆或全血,以提高患者手术耐受力,促进术后早日康复。

(4)术日清晨放置胃管,使胃保持空虚,防止麻醉及手术过程中出现呕吐、误吸,便于术中医师操作,减少手术时腹腔污染。

2. 术后护理

(1)加强病情观察,如生命体征的观察,测血压、脉搏、呼吸,术后最初 3 h 应每 30min 测量 1 次,以后改为每小时 1 次,一般观察 4～6 h 病情平稳即可,同时观察患者的神志、体温、尿量等。

(2)患者神志清楚、血压平稳后给予半卧位,以保持腹肌松弛,减轻疼痛,也有利于呼吸和循环。

(3)鼓励患者深呼吸,有效咳嗽、排痰,预防肺部并发症的发生。

(4)禁食期间应注意口腔护理,术后胃肠减压可减轻胃肠道的张力,促进吻合后的愈合,注意妥善固定,保持胃管通畅,注意观察并记录引流液的颜色、性状、量。

(5)禁食期间需静脉补充液体,通过正确记录 24 h 出、入量,为合理输液提供依据,避免水和电解质失衡。

(6)术后 24～48 h 肠功能恢复后,可拔除胃管,拔管后当天给少量饮水,每次 4～5汤匙,每 1～2 小时 1 次,第 2 天进半量流质饮食,每次 50～80 ml,第 3 天进全量流质饮食,每次 100～150 ml,进食后无不适者第 4 天可进半流质饮食,以稀饭为佳,术后第10 天可进软食。

(7)鼓励患者早期活动,除年老体弱或病情较重者,术后第 1 天坐起可轻微活动,第 2 天协助患者下地,床边活动,第 3 天可在病室内活动。患者活动量应根据个体差异而定,早期活动可增强肠蠕动,预防术后肠粘连,减少并发症。

(8)胃癌患者术后化学治疗期间出现的不良反应,应给予对症处理;同时应注意血象的变化,若白细胞总数$<4\times10^9/L$,血小板计数$<100\times10^9/L$时应酌情停药,并给予相应的处理。

六、健康教育

1. 普及宣传饮食定时、定量、细嚼慢咽的卫生习惯,少食过冷、过烫、过辣及油煎(炸)食物,切勿酗酒、吸烟,注意劳逸结合。

2. 胃癌手术后化学治疗者应注意饮食,定期门诊随访检测血象、肝功能等,并注意预防感染。

3. 对患有胃酸缺乏、胃溃疡、胃息肉或萎缩性胃炎者,建议定期行胃镜检查,提高早期胃癌的诊断。

4. 有粪便潜血持续阳性者,应及时就诊,以防贻误治疗时机。

第三节　急性胰腺炎患者护理和健康教育

一、概述

急性胰腺炎是指胰腺分泌的消化酶引起胰腺组织自身消化的化学性炎症。临床主要表现为急性上腹痛、发热、恶心、呕吐、血淀粉酶和尿淀粉酶增高,重症患者伴腹膜炎、休克等并发症。本病可见于任何年龄,但以青壮年居多。

二、临床表现

急性胰腺炎的临床表现和病程,取决于其病因、病理类型以及治疗是否及时。水肿型胰腺炎症状相对较轻,有自限性;出血坏死型胰腺炎起病急骤,症状严重,可于数小时内猝死。

1. 症状

(1)腹痛:为本病的主要表现和首发症状,常在暴饮暴食或酗酒后突然发生。疼痛剧烈而持续,呈钝痛、钻痛、绞痛或刀割样痛,可有阵发性加剧。腹痛常位于中上腹,向腰背部呈带状放射,取弯腰抱膝位可减轻疼痛,一般胃肠解痉药无效。水肿型胰腺炎腹痛一般 3～5 d 后缓解。出血坏死型胰腺炎腹部剧痛,持续时间较长,由于渗液扩散可引起全腹痛。极少数患者腹痛极轻微或无腹痛。

(2)恶心、呕吐及腹胀:起病后多出现恶心、呕吐,大多频繁而持久,吐出食物和胆汁,呕吐后腹痛并不减轻。常同时伴有腹胀,甚至出现麻痹性肠梗阻。

(3)发热:多数患者有中度以上发热,一般持续 3～5 d。若持续发热 1 周以上并伴有白细胞升高,应考虑有胰腺脓肿或胆道炎症等继发感染。

（4）水、电解质及酸碱平衡紊乱：多有轻重不等的脱水，呕吐频繁者可有代谢性碱中毒。出血坏死型胰腺炎患者可有显著脱水和代谢性酸中毒，伴血钾、血镁、血钙降低。

（5）低血压和休克：见于出血坏死型胰腺炎，极少数患者可突然出现休克，甚至发生猝死，也可逐渐出现或在有并发症时出现。其主要原因为有效循环血容量不足、胰腺坏死释放心肌抑制因子致心肌收缩不良，并发感染和消化道出血等。

2. 体征

（1）急性水肿型胰腺炎：腹部体征较轻，多数患者有上腹压痛，但无腹肌紧张和反跳痛，可有肠鸣音减弱。

（2）急性出血坏死型胰腺炎：患者常呈急性重病面容，痛苦表情，脉搏增快，呼吸急促，血压下降。出现急性腹膜炎体征，腹肌紧张，全腹显著压痛和反跳痛，伴麻痹性肠梗阻时有明显腹胀，肠鸣音减弱或消失。可出现移动性浊音，腹水多呈血性。少数患者由于胰酶或坏死组织液沿腹膜后间隙渗到腹壁下，致两侧腰部皮肤呈暗灰蓝色称Grey Turner 征；或出现脐周围皮肤青紫，称 Cullen 征。如有胰腺脓肿或假性囊肿形成，上腹部可扪及肿块。胰头炎性水肿压迫胆总管时，可出现黄疸。低血钙时有手足抽搐，提示预后不良。

3. 并发症　主要见于出血坏死型胰腺炎。局部并发症有胰腺脓肿和假性囊肿。全身并发症常在病后数天出现，如并发急性肾衰竭、急性呼吸窘迫综合征、心力衰竭、消化道出血、肝性脑病、弥散性血管内凝血、肺炎、败血症、糖尿病等，病死率极高。

三、护理措施

1. 腹部疼痛

（1）休息与体位：患者应绝对卧床休息，以降低机体代谢率，增加脏器血流量，促进组织修复和体力恢复。协助患者取弯腰、屈膝侧卧位，以减轻疼痛。因剧痛辗转不安者应防止坠床，周围不要有危险物，以保证安全。

（2）禁饮食和胃肠减压：多数患者需禁食 1～3 d，明显腹胀者需行胃肠减压，其目的在于减少胃酸分泌，进而减少胰液分泌，以减轻腹痛和腹胀。应向患者及其家属解释禁食的意义，患者口渴时可含漱或湿润口唇，并做好口腔护理。

（3）缓解疼痛：遵医嘱给予解痉镇痛药，如阿托品能抑制腺体分泌，解除胃、胆管及胰管痉挛，但持续应用时应注意有无心动过速等不良反应。镇痛效果不佳时遵医嘱配合使用其他镇痛药，如哌替啶。禁用吗啡，以防引起 Oddi 括约肌痉挛，加重病情。注意用药后疼痛有无减轻，疼痛的性质和特点有无改变。若疼痛持续存在伴高热，则应考虑是否并发胰腺脓肿；如疼痛剧烈，腹肌紧张、压痛和反跳痛明显，提示并发腹膜炎，应报告医师及时处理。指导并协助患者采用非药物镇痛方法,如松弛疗法、皮肤刺激疗法等。

2. 有体液不足的危险

(1)病情观察:注意观察呕吐物的量及性状,行胃肠减压者,观察和记录引流量及性状。观察患者皮肤黏膜色泽、弹性有无变化,判断失水程度。准确记录 24 h 出入量,作为补液的依据。定时留取标本,监测血淀粉酶、尿淀粉酶、血糖、血清电解质的变化,做好动脉血气分析的测定。出血坏死型胰腺炎患者应注意有无多器官功能衰竭的表现。

(2)维持水、电解质平衡:禁食患者每天的液体入量常需达 3000 ml 以上。根据患者脱水程度、年龄和心肺功能调节输液速度,及时补充因呕吐、发热和禁食所丢失的液体和电解质,纠正酸碱平衡失调。

(3)防止低血容量性休克:定时测量患者的体温、血压、脉搏、呼吸,特别注意患者血压、神志及尿量的变化,如出现神志改变、血压下降、尿量减少、皮肤黏膜苍白、冷汗等低血容量性休克的表现,应积极配合医师进行抢救。①迅速准备好抢救用物,如静脉切开包、人工呼吸器、气管切开包等。②患者取平卧位,注意保暖,给予氧气吸入。③保持通畅的静脉通路,必要时静脉切开,遵医嘱输注液体、血浆或全血,补充血容量。根据血压调整给药速度,必要时测定中心静脉压,以决定输液量和速度。④若循环衰竭持续存在,遵医嘱给予升压药。

3. 体温过高

(1)监测体温和血象改变:随时观察患者体温的变化,注意热型及体温升高的程度。监测血象中白细胞计数和分类的变化。

(2)高热的护理:高热时可采用头部冰敷、乙醇擦浴等物理降温的方法,并观察降温效果。注意定期进行病房的空气消毒,减少探视人员,协助患者做好皮肤、口腔的清洁护理。

(3)遵医嘱用药:遵医嘱使用抗生素,严格执行无菌操作等。

四、健康教育

1. 向患者及家属介绍本病的主要诱发因素和疾病的过程。

2. 教育患者积极治疗胆道疾病,注意防治胆道蛔虫。

第7章

呼吸系统疾病患者护理和健康教育

第一节 急性呼吸道感染患者护理和健康教育

一、概述

急性上呼吸道感染简称上感,为外鼻孔至环状软骨下缘包括鼻腔、咽或喉部急性炎症的概称。常见病原体为病毒,仅有少数由细菌引起。患者不分年龄、性别、职业和地区,免疫力低下者易感。具有一定的传染性,有时可引起严重的并发症。本病全年皆可发病,但冬春季节多发,可通过含有病毒的飞沫或被污染的手和用具传播,多为散发,但可在气候突变时流行。

二、护理评估

1. **病史** ①诱因:有无受凉、淋雨、过度紧张或疲劳等。②病因和危险因素:了解患者年龄、生活环境,是否有引起机体或呼吸道局部防御能力降低的相关因素,是否有与类似病患者接触史。③生活方式与饮食习惯:是否有饮食营养摄入不合理和缺乏体育锻炼,如是否长期偏食、厌食,有无烟酒嗜好。④症状:有无发热、乏力、咽痛、鼻塞等表现。

2. **身体评估**

(1)一般状态:有无体温升高、全身无力及肌肉酸痛。

(2)皮肤黏膜:是否有咽喉部充血、水肿,是否有结膜充血。

(3)呼吸:呼吸频率、节律和深度有无异常。

(4)辅助检查:白细胞计数是否正常,病毒分离、病毒抗原的血清学检查及细菌培养可判断病原体类型和药物敏感试验。

3. **心理-社会状况评估** 有无焦虑、抑郁等不良情绪反应;是否对患者的日常生活造成不良影响。

三、护理诊断

1. 舒适的改变　鼻塞、流涕、咽痛、头痛与病毒和（或）细菌感染有关。

2. 体温过高　与病毒和（或）细菌感染有关。

3. 知识缺乏　缺乏疾病预防和保健知识。

4. 潜在并发症　鼻窦炎、气管-支气管炎、风湿热、肾小球肾炎、心肌炎。

四、护理措施

1. 病情观察　观察患者有无发热、乏力、咽痛、鼻塞等表现，如有异常，及时报告医师。

2. 生活护理　①环境和休息：保持室内适宜温度、湿度和空气流通，患者以休息为主。②口腔护理：进食后漱口或给予口腔护理，防止口腔感染。

3. 饮食护理　给予清淡、高热量、维生素丰富、易消化食物，鼓励患者每天保持足够的饮水量，避免刺激性食物，戒烟、戒酒。

4. 用药护理　遵医嘱对发热、头痛者，选用解热镇痛药，如复方阿司匹林等；鼻塞、咽痛者，口服银翘片等。注意观察药物的不良反应，如运用非甾体抗炎药须注意观察有无出血倾向，有无出现嗜睡、神志恍惚、精神抑郁等症状。

5. 防止交叉感染　注意隔离患者，减少探视，避免交叉感染。告知患者咳嗽或打喷嚏时应避免对着他人。患者使用过的餐具、痰盂等用具应按规定消毒或用一次性器具，回收后焚烧弃去。

五、健康教育

1. 避免诱发因素　告知患者及其亲属上呼吸道感染的常见诱因，避免受凉、过度疲劳，注意保暖；保持室内空气新鲜、阳光充足；在疾病高发季节尽量减少出入人群密集的公共场所；戒烟；防止交叉感染。

2. 增强免疫力　注意劳逸结合，加强体育活动，给予高热量、维生素丰富的食物，以增强体质，提高机体免疫力及抗寒能力。必要时，注射疫苗预防，如流感疫苗。

3. 识别并发症并及时就诊　经药物治疗后症状不缓解，或出现耳鸣、耳痛、外耳道流脓等中耳炎症状，或恢复期出现胸闷、心悸、眼睑水肿、腰酸或关节痛者，应及时就诊。

第二节　急性支气管炎患者护理和健康教育

一、概述

急性支气管炎是由生物、物理、化学刺激或过敏等因素引起的气管-支气管黏膜的急性炎症,多为散发,无流行倾向,年老体弱者易感。临床主要表现为咳嗽和咳痰,多见于寒冷季节或气候突变时。

二、护理评估

1. 病史

(1)诱因:有无受凉、气候变化、过冷空气、粉尘、刺激性气体或烟雾吸入等。

(2)病因和危险因素:了解患者年龄、性别、生活环境,是否有花粉、粉尘等过敏史,是否有与类似患者接触史。

(3)生活方式与饮食习惯:注意是否饮食营养摄入不合理和缺乏体育锻炼,如是否长期偏食、厌食,有无烟酒嗜好。

(4)症状:有无鼻塞、流涕、咽痛、声音嘶哑等表现。

2. 身体评估

(1)一般状态:有无体温升高、全身无力。

(2)胸部:有无呼吸速率、节律和深度异常,胸廓两侧运动是否对称,是否有肺泡呼吸音改变及异常呼吸音,有无干、湿啰音等。

(3)辅助检查　白细胞计数是否正常,痰涂片或培养可发现致病菌。

3. 心理-社会状况评估　有无焦虑、抑郁等不良情绪,是否对患者的日常生活造成不良影响。

三、护理诊断

1. 清理呼吸道无效　与呼吸道感染、痰液黏稠有关。

2. 气体交换受损　与过敏引起支气管痉挛有关。

四、护理措施

1. 病情观察　密切观察咳嗽、咳痰情况,详细记录痰液的颜色、量和性状。正确收集痰标本,及时送检。

2. 生活护理　为患者提供安静、整洁、舒适的病房,保持室内空气新鲜、洁净,注意通风。维持合适的室温(18～20 ℃)和湿度(50％～60％),以充分发挥呼吸道的自然防御功能。指导患者多休息,咳痰后及时予以口腔护理,减少不良刺激。

3. 饮食护理　慢性咳嗽者,能量消耗增加,应给予高蛋白质、多种维生素、足够热量的饮食。每天饮水 1500 ml 以上。避免刺激性食物,戒烟、戒酒。

4. 用药护理　遵医嘱给予抗生素及镇咳、祛痰药物,根据病情可静脉滴注、口服或雾化吸入用药,掌握药物的疗效和不良反应。不滥用药物,如排痰困难者勿自行服用强镇咳药。

5. 促进有效排痰　常用胸部物理疗法有指导深呼吸和有效咳嗽、吸入疗法、胸部叩击、体位引流、机械吸痰等。

五、健康教育

1. 增强体质　进食高热量、高蛋白质、含维生素丰富的食物,以达到增强体质的目的。积极参加体育锻炼,根据患者情况选择合适的体育活动,如打太极拳、跑步等;可增加耐寒训练,如冷水洗脸、冬泳等。

2. 避免复发　患者发热期注意休息,避免劳累;多饮水。保持室内环境适宜,保持适当的温度、湿度;改善劳动、生活环境,防止有害气体污染,避免烟雾、化学物质等有害理化因素的刺激。避免吸入环境中的变应原。

第三节　肺炎患者护理和健康教育

一、概述

肺炎是指终末气道、肺泡和肺间质的炎症,是呼吸系统常见病,可由病原微生物、理化因素、免疫损伤等引起。细菌性肺炎是最常见的肺炎。尽管新的强效抗生素不断投入应用,但肺炎总的发病率和病死率仍很高。

二、护理评估

1. 病史

(1)患病及治疗经过:询问本病的有关病因,如有无受凉、淋雨、劳累等诱因,有无上呼吸道感染史;有无 COPD、糖尿病等慢性病史;是否使用过抗生素、激素、免疫抑制药等。

（2）生活方式与饮食习惯：注意是否有饮食营养摄入不合理和缺乏体育锻炼，有无烟酒嗜好。

（3）伴随症状：有无咳嗽、咳痰或伴胸闷、胸痛等表现。

2．身体评估

（1）一般状态：意识是否清楚，有无烦躁、嗜睡、反复惊厥、表情淡漠等；有无急性病容，鼻翼扇动；有无生命体征异常，如血压下降、体温升高或下降等。

（2）皮肤、淋巴结：有无面颊绯红、口唇发绀、皮肤黏膜出血、浅表淋巴结肿大等表现。

（3）胸部：有无三凹征；有无呼吸频率、节律异常；有无胸部压痛，叩诊实音或浊音；有无肺泡呼吸音减弱或消失、异常支气管呼吸音、干湿啰音、胸膜摩擦音等。

（4）辅助检查：①血常规检查有无白细胞计数升高、中性粒细胞核左移、淋巴细胞升高；②胸部 X 线检查有无肺纹理增粗、炎性浸润影等；③痰培养有无细菌生长，药物敏感试验结果如何；④血气分析是否有 PaO_2 减低和（或）$PaCO_2$ 升高。

3．心理-社会状况评估　有无焦虑、抑郁等不良情绪，是否对患者的日常生活造成不良影响。

三、护理诊断

1．体温过高　与肺部感染有关。

2．清理呼吸道无效　与胸痛、气管和（或）支气管分泌物增多、黏稠及疲乏有关。

3．潜在并发症　感染性休克。

四、护理措施

1．病情观察　①生命体征：有无心率加快、脉搏细速、血压下降、脉压变小、体温不升或高热、呼吸困难等，必要时进行心电监护。重症肺炎不一定有高热，重点观察儿童、老年人、久病体弱者的病情变化。②精神和意识状态：有无精神萎靡、表情淡漠、烦躁不安、神志模糊等。③皮肤、黏膜：有无发绀、肢端湿冷。④出入量：有无尿量减少，疑有休克应测每小时尿量及尿比重。⑤实验室检查：有无血气分析等指标的改变。

2．生活护理　发热患者应卧床休息，以减少氧耗量，缓解头痛、肌肉酸痛等症状。病房安静、环境适宜，室温为 $18 \sim 20$ ℃，湿度 $50\% \sim 60\%$。做好口腔护理，鼓励患者经常漱口。

3．饮食护理　给予能提供足够热量、蛋白质和多种维生素的流质或半流质饮食，以补充高热引起的营养物质消耗。鼓励患者多饮水,每天 1～2 L。保持水、电解质平衡,补充因发热而丢失较多的水和盐,加快毒素排泄和热量散发,尤其是食欲差或不能进食者。心脏病患者或老年人应注意补液速度,避免过快导致急性肺水肿。避免刺激性食物、戒烟、戒酒。

4. 用药护理　遵医嘱使用抗生素,观察疗效和不良反应。应用头孢唑林钠可出现发热、皮疹、胃肠道不适等不良反应,偶见白细胞减少和丙氨酸氨基转移酶增高;喹诺酮类药(氧氟沙星、环丙沙星)偶见皮疹、恶心等;氨基糖苷类抗生素有肾毒素、耳毒性,老年人或肾功能减退者应特别注意观察是否有耳鸣、头晕、唇舌发麻等不良反应的出现。

5. 降温护理　高热时可采用乙醇擦浴、冰袋、冰帽等措施物理降温,以逐渐降温为宜,防止虚脱。儿童要预防惊厥,不宜用阿司匹林或其他解热药,以免大汗、脱水。患者出汗时,及时协助擦汗、更换衣服,避免受凉。

6. 感染性休克抢救的配合　发现异常情况,立即通知医师,并备好物品,积极配合抢救。

(1)体位:患者取仰卧中凹位,抬高头胸部 20°,抬高下肢约 30°,有利于呼吸和静脉血回流。

(2)吸氧:给予高流量吸氧,维持 $PaO_2>60$ mmHg,改善缺氧状况。

(3)补充血容量:迅速建立两条静脉通道,遵医嘱给予平衡液以维持有效血容量,降低血液黏滞度,防止弥散性血管内凝血;有明显酸中毒者可应用 5% 碳酸氢钠注射液静脉滴注,因其配伍禁忌较多,宜单独输入。随时监测患者神志、生命体征、尿量、尿比重、血细胞比容等;监测中心静脉压,作为调整补液速度的指标;中心静脉压 <5 cmH$_2$O 可放心输液,达到 10 cmH$_2$O 应慎重,输液速度不宜过快,以免诱发急性肺水肿。

(4)遵医嘱输入多巴胺、间羟胺(阿拉明)等血管活性药物时,应根据血压调整滴速,以维持收缩压在 90～100 mmHg 为宜,保证重要器官的血液供应,改善微循环。输注过程中注意防止液体溢出血管外,引起局部组织坏死和影响疗效。联合使用广谱抗菌药物控制感染时,应注意药物疗效和不良反应。

五、健康教育

1. 疾病预防指导　向患者及亲属讲解肺炎的病因和诱因。注意休息,劳逸结合,防止过度疲劳。多参加体育锻炼,增强体质。避免受凉、淋雨、吸烟、酗酒。有皮肤痈、疖、伤口感染、毛囊炎、蜂窝织炎者应及时治疗。慢性病、长期卧床、年老体弱者,应注意经常改变体位、翻身、叩背,咳出气道痰液,并注射肺炎疫苗。

2.疾病知识指导　遵医嘱按时服药,了解药物的作用、用法、疗程和不良反应,定期随访。出现发热、心率增快、咳嗽、咳痰、胸痛等症状时,应及时就诊。

第四节　支气管哮喘患者护理和健康教育

一、概述

支气管哮喘简称哮喘,是由多种细胞(如嗜酸性粒细胞、肥大细胞、T淋巴细胞、中性粒细胞、气道上皮细胞等)和细胞组分参与的气道慢性炎症性疾病。这种慢性炎症导致气道高反应性和广泛多变的可逆性气流受限,并引起反复发作性的喘息、气急、胸闷或咳嗽等症状,常在夜间和(或)清晨发作和加重,大多数患者可自行缓解或治疗后缓解。

二、护理评估

1.病史

(1)患病及治疗经过:询问患者发作时的症状,如喘息、咳嗽、胸闷或呼吸困难的程度、持续时间、诱发或缓解因素。了解既往和目前的检查结果、治疗经过和患者的病情程度。了解患者对所用药物的名称、剂量、用法、疗效、不良反应等知识的掌握情况,尤其是患者能否掌握药物吸入技术,是否进行长期规律的治疗,是否熟悉哮喘急性发作先兆和正确处理方法,急性发作时有无按医嘱治疗等。评估疾病对患者日常生活和工作的影响程度。

(2)评估与哮喘有关的病因和诱因:①有无哮喘家族史;②有无接触变应原,室内是否密封窗户,是否使用尼龙饰品或使用空调等造成室内空气流通减少,室内有无尘螨滋生、动物的皮毛和花粉等;③有无主动或被动吸烟,吸入污染空气如臭氧、杀虫剂、油漆和工业废气;④有无进食虾蟹、鱼、牛奶、蛋类等食物;⑤有无服用普萘洛尔、阿司匹林等药物史;⑥有无受凉、气候变化、剧烈运动、妊娠等诱发因素;⑦有无易激动、紧张、烦躁不安、焦虑等精神因素。

2.身体评估

(1)一般状态:评估患者的生命体征和精神状态;有无失眠;有无嗜睡、意识模糊等意识改变;有无痛苦面容。观察呼吸频率和脉率的情况,有无奇脉。

(2)皮肤和黏膜:观察口唇、面颊、耳郭等皮肤有无发绀;唇舌是否干燥,皮肤弹性是否降低。

(3)胸部体征:胸部有无过度膨胀,观察有无辅助呼吸肌参与呼吸和三凹征出现。听诊肺部有无哮鸣音、呼气音延长,有无胸腹反常运动,但应注意轻度哮喘或非常严重哮喘发作时,可不出现哮鸣音。

(4)辅助检查

1)血常规检查:有无嗜酸性粒细胞升高、中性粒细胞升高。

2)动脉血气分析:有无 PaO_2 降低, $PaCO_2$ 是否增高,有无呼吸性酸中毒、代谢性碱中毒。

3)特异性变应原的检测:特异性 IgE 有无增高。

4)痰液检查:涂片有无嗜酸性粒细胞,痰培养有无致病菌。

5)肺功能检查:有无 FEV_1、$FKV_1/FVC\%$、VC 等下降,有无残气量、功能残气量、肺总量增加,有无残气/肺总量比值增高。

6)胸部 X 线检查:有无肺透亮度增加。若出现肺纹理增多和炎性浸润阴影,提示并发感染。注意观察有无气胸、纵隔气肿、肺不张等并发症的征象。

3. 心理-社会状况评估 哮喘是一种气道慢性炎症性疾病,患者对环境多种激发因子易引起一过性症状反复出现,严重时可影响睡眠、体力活动。应注意评估患者有无烦躁、焦虑等心理反应。由于哮喘需要长期甚至终身防治,可加重患者及其亲属的精神、经济负担,注意评估患者有无忧郁、悲观情绪,以及对疾病治疗失去信心等。评估亲属对疾病知解程度、对患者关心程度、经济情况和社区医疗服务状况等。

三、护理诊断

1. 气体交换受损 与支气管痉挛、气道炎症、气道阻力增加有关。

2. 清理呼吸道无效 与支气管黏膜水肿、分泌物增多、痰液黏稠、无效咳嗽有关。

3. 知识缺乏 缺乏正确使用定量吸入器用药的相关知识。

四、护理措施

1. 病情观察 观察哮喘发作的前驱症状,如鼻咽痒、打喷嚏、流涕、眼痒等黏膜过敏症状。哮喘发作时,观察患者意识状态,呼吸频率、节律、深度及辅助呼吸肌是否参与呼吸运动等,监测呼吸音、哮鸣音变化,监测动脉血气分析和肺功能情况,了解病情和治疗效果。哮喘严重发作时,如经治疗病情无缓解,要做好机械通气准备工作。加强对急性期患者的监护,尤其在夜间和凌晨哮喘易发作,需严密观察病情变化。

2. 生活护理

(1)环境与体位：有明确过敏原者,应尽快脱离。提供安静、舒适、温湿度适宜的环境,保持室内清洁、空气流通。根据病情提供舒适体位,如为端坐呼吸者提供床旁桌支撑,以减少体力消耗。病室不宜摆放花草,避免使用皮毛、羽绒或蚕丝织物。

(2)口腔与皮肤护理：哮喘发作时,患者常会大量出汗,应每天以温水擦浴,勤换衣服和床单,保持皮肤的清洁、干燥和舒适。协助并鼓励患者咳嗽后用温水漱口,保持口腔清洁。

3. 饮食护理　约20%的成年患者和50%的儿童患者可因不适当饮食而诱发或加重哮喘。应提供清淡、易消化、足够热量的饮食,避免进食硬、冷、油煎食物。若能找出与哮喘发作有关的食物,如鱼、虾、蟹、蛋类、牛奶等,应避免食用。某些食物添加剂,如酒石黄、亚硝酸盐也可诱发哮喘发作,应当引起注意。戒酒、戒烟。哮喘急性发作时,患者呼吸增快、出汗,常伴脱水、痰液黏稠,形成痰栓阻塞小支气管加重呼吸困难。应鼓励患者每天饮水2500~3000ml,以补充丢失的水分,稀释痰液。重症者应建立静脉通道,遵医嘱及时、充分补液,纠正水、电解质和酸碱平衡紊乱。

4. 用药指导

(1)指导患者正确使用吸入器。

(2)观察药物疗效和不良反应。

5. 促进排痰　痰液黏稠者可定时给予蒸汽或氧气雾化吸入。指导患者进行有效咳嗽、协助叩背有利于痰液排出。无效者可用负压吸引器吸痰。

6. 心理护理　哮喘新近发生和重症发作的患者,通常感到情绪紧张,甚至惊恐不安,应多巡视患者,耐心解释病情和治疗措施,给予心理疏导和安慰,消除过度的紧张状态,对减轻哮喘发作的症状和控制病情有重要意义。

7. 氧疗护理　重症哮喘患者常伴有不同程度的低氧血症,应遵医嘱给予鼻导管或面罩吸氧,吸氧流量为每分钟1~3 L,吸入氧浓度一般不超过40%。为避免气道干燥和寒冷气流的刺激而导致气道痉挛,吸入的氧气应尽量温暖湿润。在给氧过程中,监测动脉血气分析。如哮喘严重发作,经一般药物治疗无效或患者出现神志改变、$PaO_2 < 60$ mmHg、$PaCO_2 > 50$ mmHg 时,应准备进行机械通气。

五、健康教育

1. 疾病知识指导　指导患者增加对哮喘的激发因素、发病机制、控制目的和效果的认识,以提高患者在治疗中的依从性。通过教育使患者懂得哮喘虽不能彻底治愈,但只要坚持充分的正规治疗,完全可以有效地控制哮喘的发作,即患者可达到没有或仅有轻度症状,能坚持日常工作和学习。

2. 避免诱发因素 针对个体情况,指导患者有效控制可诱发哮喘发作的各种因素。

3. 自我监测病情 指导患者识别哮喘发作的先兆表现和病情加重的征象,学会哮喘发作时进行简单的紧急自我处理方法。

4. 用药指导 哮喘患者应了解自己所用各种药物的名称、用法、用量及注意事项,了解药物的主要不良反应及如何采取相应的措施来避免。

5. 心理-社会指导 精神心理因素在哮喘的发生发展过程中起重要作用,培养良好的情绪和战胜疾病的信心是哮喘治疗和护理的重要内容。

第五节 慢性肺源性心脏病患者护理和健康教育

一、概述

慢性肺源性心脏病,是指由于支气管-肺组织、胸廓或肺血管的病变致肺血管阻力增加,产生肺动脉高压,继而右心室结构和(或)功能改变的疾病。慢性肺源性心脏病是我国呼吸系统的常见病,患病年龄多在 40 岁以上,且患病率随年龄增长而增高,男、女无明显差异,但有地区差异,东北、西北、华北的患病率高于南方地区,农村高于城市。吸烟者比不吸烟者患病率明显增高。冬、春季节和气候骤变时,易出现急性发作。

二、护理评估

1. 病史 询问患者发作时的症状,如气喘、心悸、少尿、发绀加重,上腹胀痛、食欲缺乏、恶心甚至呕吐等;了解既往和目前的检查结果、治疗经过和患者的病情程度;了解患者对所用药物的名称、剂量、用法、疗效、不良反应等知识的掌握情况;评估疾病对患者日常生活和工作的影响程度。

2. 身体评估

(1)一般状态:评估患者的生命体征和精神状态;观察呼吸频率和脉率的情况。

(2)皮肤和黏膜:观察口唇、面颊、耳郭等皮肤有无发绀;唇舌是否干燥、皮肤弹性是否降低。

(3)胸部体征:胸部有无过度膨胀,观察有无辅助呼吸肌参与呼吸。听诊肺部有无哮鸣音、呼气音延长,有无胸腹反常运动。

(4)辅助检查

1)血常规检查:有无血红蛋白增高、中性粒细胞升高。

2)动脉血气分析:有无 PaO_2 降低,$PaCO_2$ 是否增高,有无呼吸性酸中毒、呼吸性碱中毒。

3)胸部 X 线检查:有无肺动脉段凸出、肺门血管影增粗而肺野纹理细小、右心室增大、右心房增大的征象。

4)超声心动图检查:有无右心室流出道内径≥30 mm、右心室内径≥20 mm、右心室前壁厚度≥5 mm、左右心室内径比值<2、右肺动脉内径或肺动脉干及右心房增大等征象。

3. 心理-社会状况评估　肺源性心脏病是一种气道慢性疾病,严重时可影响睡眠、体力活动。应注意评估患者有无烦躁、焦虑等心理反应。由于肺源性心脏病需要长期甚至终身防治,可加重患者及其亲属的精神、经济负担,注意评估患者有无抑郁、悲观情绪,以及对疾病治疗失去信心等。评估患者亲属对疾病知解程度、对患者关心程度、经济情况和社区医疗服务状况等。

三、护理诊断

1. 气体交换受损　与低氧血症、二氧化碳潴留、肺血管阻力增高有关。
2. 清理呼吸道无效　与呼吸道感染、痰液过多而黏稠有关。
3. 活动无耐力　与心、肺功能减退有关。
4. 体液过多　与心排血量减少、肾血流灌注量减少有关。
5. 潜在并发症　肺性脑病。

四、护理措施

1. 病情观察　观察患者的生命体征及意识状态;注意有无发绀和呼吸困难及其严重程度;观察有无心悸、胸闷、腹胀、尿量减少、下肢水肿等右心衰竭的表现;定期监测动脉血气分析,密切观察患者有无头痛、烦躁不安、神志改变等肺性脑病的表现。

2. 生活护理

(1)休息与活动:让患者了解充分休息有助于心肺功能的恢复。在心肺功能失代偿期应绝对卧床休息,协助采取舒适体位,如半卧位或坐位,以减少机体耗氧量,促进心肺功能的恢复,减慢心率和减轻呼吸困难。有意识障碍者,给予床挡及约束带进行安全保护,必要时专人护理。代偿期以量力而行、循序渐进为原则,鼓励患者进行适量活动,活动量以不引起疲劳、不加重症状为度。对于卧床患者,应协助定时翻身、更换姿势,并保持舒适体位。

（2）减少体力消耗：指导患者采取既有利于气体交换又能节省能量的姿势，如站立时，背倚墙，使膈肌和胸廓松弛，全身放松。坐位时凳高合适，两足正好平放在地，身体稍向前倾，两手摆在双腿上或趴在小桌上，桌上放软枕，使患者胸椎与腰椎尽可能在一直线上。卧位时抬高床头，并略抬高床尾，使下肢关节轻度屈曲。

（3）皮肤护理：注意观察全身水肿情况、有无压疮发生。因肺源性心脏病患者常有营养不良、身体下垂部位水肿，若长期卧床，极易形成压疮。指导患者穿宽松、柔软的衣服；定时更换体位，受压处垫气圈或海绵垫，或使用气垫床。

3. 饮食护理　给予高纤维素、易消化清淡饮食，防止因便秘、腹胀而加重呼吸困难，避免含糖高的食物，以免引起痰液黏稠。如患者出现水肿、腹水或尿少时，应限制钠水摄入，钠盐每天＜3 g，水每天＜1500 ml。少食多餐，减少用餐时的疲劳，进餐前后漱口，保持口腔清洁，促进食欲。必要时遵医嘱静脉补充营养。

4. 用药护理

（1）对二氧化碳潴留、呼吸道分泌物多的重症患者慎用镇静药、麻醉药、催眠药，如必须用药，使用后注意观察患者是否有抑制呼吸和咳嗽反射的情况出现。

（2）应用利尿药后易出现低钾血症、低氯性碱中毒而加重缺氧，过度脱水引起血液浓缩、痰液黏稠不易排出等不良反应，应注意观察及预防。使用排钾利尿药时，督促患者遵医嘱补钾。利尿药尽可能在白天给药，避免夜间频繁排尿而影响患者睡眠。

（3）使用洋地黄类药物时，应询问有无洋地黄用药史，遵医嘱准确用药，注意观察药物毒性反应。

（4）应用血管扩张药时，注意观察患者心率及血压情况。血管扩张药在扩张肺动脉的同时也扩张周围小动脉，往往造成体循环血压下降，反射性心率增快、氧分压下降、二氧化碳分压上升等不良反应。

（5）使用抗生素时，注意观察感染控制的效果、有无继发性感染。

5. 心理护理　尽量满足患者需要，倾听患者内心感受，予以心理疏导，减轻患者紧张、焦虑情绪。告知患者亲属病情情况，使其配合，以促进患者疾病康复。

五、健康教育

1. 疾病知识指导　使患者和其亲属了解疾病发生、发展过程及防止原发病的重要性，减少反复发作的次数。积极防治原发病，避免和防治各种可能导致病情急性加重的诱因。坚持家庭氧疗等。

2. 增强抗病力　加强饮食营养，以保证机体康复的需要。病情缓解期应根据肺、心功能及体力情况进行适当的体育锻炼和呼吸功能锻炼，改善呼吸功能，提高机体免疫功能。

3. 定期门诊随访　告知患者及亲属病情变化的症状，如体温升高、呼吸困难加重、咳嗽剧烈、咳痰不畅、尿量减少、水肿明显或发现患者神志淡漠、嗜睡、躁动、口唇发绀加重等，均提示病情变化或加重，需及时就医诊治。

第六节　原发性支气管肺癌患者护理和健康教育

一、概述

原发性支气管肺癌简称肺癌，为起源于支气管黏膜或腺体的恶性肿瘤。早期常有刺激性干咳和痰中带血等呼吸道症状，病情进展速度与细胞的生物特性有关。

肺癌是严重危害人类健康的疾病，根据世界卫生组织（WHO）2003 年公布的资料显示，肺癌无论是发病率还是死亡率，均居全球癌症首位。

二、护理评估

1. 病史　询问患者症状，如发热、咳嗽、咯血、胸闷、胸痛、气急、呼吸困难等。了解既往和目前的检查结果、治疗经过和患者的病情程度。了解患者对所用药物的名称、剂量、用法、疗效、不良反应等知识的掌握情况等。评估疾病对患者日常生活和工作的影响程度。

2. 身体评估

（1）一般状态：评估患者的生命体征和精神状态；有无体重下降等。

（2）皮肤和黏膜：观察口唇、面颊、耳郭等皮肤有无发绀；唇舌是否干燥、皮肤弹性是否降低。

（3）胸部体征：观察有无辅助呼吸肌参与呼吸和三凹征出现。听诊肺部有无哮鸣音及干、湿啰音。

（4）辅助检查：①细胞学检查，痰脱落细胞检查阳性可确诊。②胸部 X 线检查，中央型肺癌 X 线胸片显示多为一侧肺门类圆形阴影，边缘大多毛糙，有时有分叶表现或为单侧不规则的肺门部肿块。周围型肺癌早期为局限性小斑片状阴影，边缘不清，逐渐成为圆形或类圆形，边缘有毛刺的征象。

3. 心理-社会状况评估　肺癌是一种严重威胁人类健康和生命的疾病，应注意评估患者有无恐惧、焦虑等心理反应。由于肺癌需要长期反复治疗，可加重患者及其亲属的精神、经济负担，应注意评估患者有无抑郁、悲观情绪，以及对疾病治疗失去信心等。评估患者亲属对疾病知解程度、对患者关心程度、经济情况和社区医疗服务状况等。

三、护理诊断

1. 恐惧　与肺癌的确诊、不了解治疗计划及预感到治疗对机体功能的影响和死亡威胁有关。

2. 疼痛　与癌细胞浸润、肿瘤压迫或转移有关。

3. 营养失调，低于机体需要量　与癌肿致机体过度消耗、压迫食管致吞咽困难、化学治疗反应致食欲下降、摄入量不足有关。

4. 潜在并发症　化学治疗药物不良反应。

四、护理措施

1. 病情观察　观察患者的生命体征及意识状态；注意有无咳嗽、咳痰、咯血、呼吸困难、胸痛情况及其严重程度；观察有无面部、颈部和上肢水肿等上腔静脉压迫症状；密切观察患者有无头痛、呕吐、肝区疼痛等癌转移引起的症状。

2. 生活护理　晚期患者卧床休息，呼吸困难者取半卧位，胸痛明显者取患侧卧位。加强翻身，预防压疮的产生。

3. 饮食护理　向患者及其亲属强调增加营养与促进康复、配合治疗的关系，与患者和其亲属共同制订既适合患者饮食习惯、又有利于疾病康复的饮食计划。原则是给予高蛋白质、高热量、富含维生素、易消化的食物，并注意调配好食物的色、香、味。餐前休息片刻，做好口腔护理，创造清洁、舒适、愉快的进餐环境，尽可能安排患者与他人共同进餐、少量多餐等以调整患者心情，增加食欲。有吞咽困难者应给予流质饮食，进食宜慢，取半卧位以免发生吸入性肺炎或呛咳，甚至窒息。因化学治疗引起严重胃肠道反应而影响进食者，应根据情况做相应处理。避免进食刺激性食物，戒烟、戒酒。

4. 用药护理

(1)疼痛明显、影响日常生活的患者，应及早建议使用有效的镇痛药物治疗，用药期间应取得患者及其亲属的配合，以确定有效镇痛的药物和剂量。尽量口服给药，有需要时应按时服药，即每 3~6 小时给药 1 次，而不是在疼痛发作时再服药。

(2)镇痛药剂量应根据患者的需要由小到大直至其疼痛消失为止。给药时应遵循 WHO 推荐的阶梯给药法。

(3)注意观察用药的效果，了解疼痛缓解程度和镇痛作用持续时间，对生活质量的改善情况。当所制订的用药方案已不能有效镇痛时，应及时通知医师并重新调整镇痛方案。注意预防药物的不良反应,如阿片类药物有便秘、恶心、呕吐、镇静和精神错乱等不良反应。

5. 疼痛护理

(1)避免加重疼痛的因素:①预防上呼吸道感染,尽量避免咳嗽,必要时给予镇咳药。②对活动困难者,搬动时应小心,平缓地给患者变换体位,避免推、拉动作。③指导和协助胸痛患者用手或枕头护住胸部,以减轻深呼吸、咳嗽或变换体位所引起的疼痛。

(2)患者自控镇痛:是用计算机化的注射泵,经由静脉、皮下或椎管内连续性输注镇痛药,并且患者可自行间歇性给药。晚期患者疼痛严重而持续时,应用常规给药方法不能有效控制疼痛时,有条件的患者可建议采用患者自控镇痛,并指导患者掌握操作方法。

6. 心理护理

(1)加强沟通:多与患者交谈,根据其年龄、职业、文化程度、性格等情况,鼓励患者表达自己的感受,耐心倾听患者诉说,与患者建立良好的护患关系,调整患者的情绪,使其以积极的心态面对疾病。

(2)讨论病情:根据患者对病情的关心和知晓程度、心理承受能力和其亲属的意见,以适当的方式和语言与其讨论病情、检查和治疗方案,引导患者面对现实,积极配合检查及治疗。患者亲属有特别要求时,应协同亲属采取保护性措施,合理隐瞒,以配合亲属的要求。

(3)心理与社会支持:当患者得知自己患肺癌时,会面临巨大的身心应激,而心理应对结果会对疾病产生明显的积极或消极影响,护士应通过多种途径给患者及其亲属提供心理与社会支持。帮助患者正确估计所面临的情况,鼓励患者及其亲属积极参与治疗和护理计划的制订,让患者了解疾病知识及治疗措施,介绍治疗成功的病例,以增强患者的治疗信心。

五、健康教育

1. 疾病知识指导　对肺癌高危人群定期进行体检,以早期发现肿瘤,早期治疗。

2. 生活指导　提倡健康的生活方式,宣传吸烟对健康的危害,提倡戒烟,并注意避免被动吸烟。改善工作和生活环境,减少或避免吸入被致癌物质污染的空气和粉尘。指导患者加强营养支持,多食高蛋白、高热量、含丰富维生素、多纤维、易消化的饮食,尽可能改善患者的食欲。合理安排休息和活动,保持良好精神状态,避免呼吸道感染以调整机体免疫力,增强抗病能力。

3. 心理指导　做好患者及其亲属的心理护理,使患者尽快脱离过激的心理反应,保持较好的精神状态,增强治疗疾病的信心。向患者解释治疗中可能出现的反应,消除患者的恐惧心理,使患者做好必要的准备,完成治疗方案。可采取分散注意力的方式,如看书、听音乐等,以减轻痛苦。

4. 出院指导　督促患者坚持化学治疗或放射治疗,并告诉患者出现呼吸困难、疼痛等症状加重或不缓解时应及时随访。对晚期癌肿转移患者,要指导亲属对患者临终前的护理,告知患者及其亲属对症处理的措施,使患者平静地走完人生最后旅途。

第**8**章

循环系统疾病患者护理和健康教育

第一节　心内科常见症状护理和健康教育

症状是患者患病时主观感觉到的异常或不适感觉,也是引起患者痛苦和不安的健康问题。通过症状护理的手段可减轻或消除患者痛苦,对帮助患者恢复健康具有极其重要的作用。

心血管系统疾病具有一些特征性症状,患者的有些典型症状直接提示某种心血管疾病的存在,也有一些症状提示患者需紧急救治。因此,掌握这些症状的知识是护士应具备的基本技能。

一、心绞痛

心绞痛是一种因冠状动脉供血不足,心肌急剧或暂时缺血、缺氧所引起的,以发作性胸痛和胸部不适为主要表现的临床综合征。发生心绞痛最基本的原因是冠状动脉粥样硬化引起供应心肌血液的动脉大血管管腔狭窄和痉挛。研究发现当冠状动脉有病变时,导致管腔狭窄,限制了增加血流的通过。由于在基础条件下,远端动脉已形成了代偿性扩张,当体力活动或情绪激动等使心脏负荷及耗氧增加时,不能进一步扩张,以致出现心肌供血不足,引起心绞痛发作。

护理措施和健康教育如下。

1. 休息:心绞痛发作时,立即协助患者卧床休息,保持安静直到胸痛消除为止,同时要解开衣领及束缚的衣服。

2. 给予患者舌下含服硝酸甘油 0.5 mg 并吸氧,同时连接心电图机描记心电图,并通知医师。服药 3～5 min 后疼痛仍不缓解,可再含服 0.5 mg 硝酸甘油。对于心绞痛发作频繁或服用硝酸甘油效果差的患者,可遵医嘱静脉滴注硝酸甘油,但应注意滴注速度宜慢,以免造成低血压,并嘱患者及家属不可擅自调节滴速。有些患者用药后出现颜面潮红、头痛等症状,应告诉患者这是由于药物导致头面部血管扩张造成的,以解除其顾虑。

3. 告知患者使用硝酸甘油含片的注意事项

(1)随身携带药片,与患者同住的人应知道药放在何处。

(2)在胸痛发作时,立刻置硝酸甘油(0.5 mg)于舌下,在舌下稍稍保留一些唾液,让药物完全溶解。服药后最好平卧,以预防低血压。

(3)每隔 5 min 重复含服等量的药剂,直到疼痛缓解,如果连续含 3 次药仍不能缓解胸痛,可能是急性心肌梗死发作,应立刻去医院就诊。

(4)硝酸甘油含片应放在暗色瓶子里,并置于干燥处。

(5)随时备有未过期的硝酸甘油(开瓶后有效期为 6 个月),若为有效药物舌下含服后患者会觉得舌上有烧灼、辣感,而且头部有发胀、血管跳动的感觉。

(6)告诉患者可能发生的不良反应,如头痛、面部潮红、低血压、头晕。

4. 心理支持:心绞痛患者,常会感到精神上的压力而焦虑不安,在发作时更会感到无助,所以,在护理患者时应态度镇定,适时给予心理安慰,对易焦虑、紧张的患者,可协助其获得心理方面的支持,必要时可遵医嘱给予镇静药。

5. 协助生活护理:当患者胸痛发作时,须停止所有的活动,日常活动也应受到限制,并协助患者做好口腔、皮肤和各种生活护理。

6. 指导患者避免引起胸痛的诱发因素,如过度劳累、情绪激动、吸烟、饮酒、受寒、饱餐、便秘等。

二、心悸

心悸是指自觉心脏搏动或心慌的一种不适症状。人们感到心悸时,心脏活动的频率可能增快,也可能减慢或正常,节律可能规则或不规则。心悸按有无器质性病变分为器质性心悸和功能性心悸。造成此症的生理性因素有:①剧烈运动、精神过度紧张。②饮用酒、浓茶或咖啡后。③应用某些药物,如肾上腺素、阿托品等。病理性因素常见于心脏疾病、甲状腺功能亢进症、贫血、发热、低血糖等。

护理措施和健康教育如下。

1. 心理护理　为减轻患者的焦虑和不安,应多关心患者,耐心向其解释病情。对神经质患者应多鼓励、多肯定,同时做好家属的工作,以取得家属的支持和合作。

2. 去除生理性诱因　如限制饮酒、吸烟,调整工作和环境,避免刺激性谈话,适当读书、看报以分散注意力。

3. 休息与运动　病情稳定时应适当运动。如有严重心律失常时应卧床休息,病情好转后再逐渐起床活动。心功能Ⅳ级的患者应绝对卧床休息。

4. 体位与姿势　心悸明显的患者应避免左侧卧位,因左侧卧位可使症状加重,器质性心脏病伴心功能不全时,为减少回心血量、减轻心悸,应取半卧位。

5. 衣服应宽松　衣服的紧束,可增强心脏搏动的感受和引起呼吸困难。

6. 饮食　如果是器质性心脏病引起的心悸,应给予合理的营养,控制钠盐,少量多餐,以减轻水肿和心脏前负荷;多吃水果、蔬菜、维生素,以利心肌代谢,防止低钾血症;避免饱餐,因饱餐可诱发心律失常,加重心悸。

7. 吸氧　可行面罩和鼻导管吸氧,因吸氧可提高血氧浓度,对治疗心律失常有效。对器质性心脏病引起的心悸,如伴有气急、不能平卧、发绀等症状者也应吸氧。

8. 病情观察　注意心悸发生的时间、性质、程度、诱发缓解因素和呼吸困难、胸痛、晕厥等伴随症状,重点观察心脏的体征,尤其是心率、心律变化。全身情况和生命体征也不能忽视,以利于查明病因。

三、气促/呼吸困难

气促/呼吸困难是指患者感到空气不足、呼吸费力;客观表现呼吸活动用力,重者鼻翼扇动、张口耸肩,甚至出现发绀,辅助呼吸肌也参与活动,并有呼吸频率、深度与节律的异常。心源性气促/呼吸困难主要由右心衰竭和(或)左心衰竭引起,两者发生机制不同,左心衰竭所致呼吸困难较为严重。

护理措施和健康教育如下。

1. 病情观察:注意观察发绀情况,评估呼吸困难的程度和使用辅助呼吸机的情况,以及肺部啰音的变化;监测血气分析结果和血氧饱和度。

2. 协助患者取有利于呼吸的卧位,如高枕卧位、半坐卧位、端坐卧位,使膈肌下降,肺容量增加,减轻呼吸困难;坐位或半坐卧位时两腿下垂,由于重力作用,下半身静脉血和水肿液回流减少,因而回心血量也减少,可使肺淤血和肺水肿程度减轻,改善呼吸困难。

3. 休息:呼吸困难时能量消耗大,休息可减少氧耗和能量消耗,改善心、肺功能。卧床休息可较大程度地减轻心功能、肺功能、肾功能的损害。

4. 环境:保持室内环境安静、空气清新及适当的温度和湿度,定时通风换气。

5. 有效呼吸:鼓励患者多翻身、咳嗽、进行深而慢的呼吸。指导放松技巧,帮助患者减轻焦虑,减缓全身肌肉紧绷程度,改善呼吸形态。

6. 吸氧:根据患者缺氧程度予以氧气吸入,一般缺氧,氧流量为每分钟 1～2 L;中度缺氧,氧流量为每分钟 3～4 L,严重缺氧及肺水肿,氧流量为每分钟 4～6 L。

7. 饮食:食用易消化和不易发酵的食品,预防便秘的发生。因肠内积气和便秘会使膈肌上升而影响呼吸运动,便秘还造成排便用力、氧耗量增加,使呼吸困难加重。严重呼吸困难患者应给予流质或半流质饮食,以减轻由于咀嚼与吞咽而加重呼吸困难。维持水、电解质平衡与充足的热量,以预防脱水、呼吸道黏膜干燥、营养不良及呼吸肌疲劳的发生。肥胖者应控制饮食,减轻体重。

8. 遵医嘱给予纠正心功能不全的药物,注意观察和预防药物的不良反应。

9. 心理护理:重度呼吸困难患者常有明显的焦虑或恐惧,这种心理反应不仅使呼吸困难的感觉阈降低,还会使氧耗量增加,二氧化碳产生增多而加重呼吸困难。因此,护士应聆听其说话,并要格外注意非语言的表达,以觉察患者的需要,及时提供支持与帮助。当患者知道医护人员理解他,并做好准备随时帮助他时,心理恐惧会明显减轻,有利于呼吸困难的缓解。

10. 病情允许时,鼓励患者适当下床活动,以增加肺活量。

四、水肿

水肿是指组织间隙的水分过多。心源性水肿是由于心脏功能减退而使每搏输出量不足,使有效循环血量减少、肾血流量减少、肾小球滤过率降低、继发性醛固酮增多、肾小管回吸收钠增加,引起钠与水的潴留及静脉压增高,导致毛细血管静水压增高,组织液回收减少。水肿的特点是首先出现于身体下垂部分,常伴有右心衰竭的其他表现,如颈静脉怒张、肝大、静脉压升高,严重时可出现胸腔积液、腹水。

护理措施和健康教育如下。

1. 病情观察:评估患者水肿的情况,每天测量体重,时间安排在早餐前,嘱患者排尿后,并尽量穿同质量的衣服称重;准确记录出、入量。护士可教给患者或家属如何按时记录进食、进水量。

2. 限制钠盐摄入:告诉患者及其家属低盐饮食的重要性,并监督患者每天进餐情况。由于低盐饮食可引起食欲下降,护士可教给患者一些技巧加以应对。如使用其他调味品如醋、糖、蒜等代替食盐;当烹调两个菜肴时,应将食盐集中放在一个菜中以免均分后使得每个菜都无味;也可在烹调时不加盐,而将每天可摄入的盐交给患者,在进餐时加在菜上使咸味较明显而增加食欲。除食盐外,其他含钠多的食品、饮料如发面食品、腌制食品、罐头、香肠、味精、啤酒、碳酸饮料等也应限制。

3. 患者应少量多餐,并进食清淡、易消化的食物,以免加重消化道水肿。

4. 注意减慢输液速度,防止加重心力衰竭。

5. 遵医嘱给予利尿药,注意利尿药的不良反应如低钠、低钾等。另外,利尿药应尽可能在白天给药,防止因频繁排尿而影响患者夜间睡眠。

6. 患者保持安静可增加其肾血流量和提高肾小球滤过率,使尿量增多,改善心功能。安静休息还可使心、肾负担减轻到最低限度,可利用靠背架或特制的床,并抬高下肢,以利静脉回流,为避免长时间取同一体位而感到疲倦,应及时协助患者变换体位。

7. 因水肿导致血液循环障碍而使皮肤冰冷、苍白,应给予适度的保暖,如调整室温、加衣服、热敷等,因其可协助皮肤血管扩张,促进血液循环而达到利尿效果,但若有组织发炎时则不可热敷。

8. 水肿患者的皮肤、黏膜抵抗力减弱,弹性差,易感染和受损伤,每天至少应擦洗1次并涂爽身粉以保持皮肤干燥,应特别注意保持眼睑、口腔、阴部等地方的清洁。选择柔软衣服、寝具用品,以免皮肤擦伤。

9. 预防压疮,定时协助患者更换姿势或进行局部按摩,运用棉垫、枕头、气垫床等,避免水肿部位长期受压而产生压疮。

五、咳嗽、咳痰、咯血

咳嗽是一种保护性反射动作。通过咳嗽反射能有效清除呼吸道内分泌物或进入气道内的异物。咳痰是借咳嗽动作将呼吸道内病理性分泌物排出口腔外的病态现象。咯血是指喉及喉以下呼吸道任何部位的出血,经口腔排出者。

当二尖瓣狭窄或其他原因所致左心衰竭引起肺淤血、肺水肿,或因右心及体循环静脉栓子脱落引起肺栓塞时,肺泡及支气管内漏出物或渗出物刺激肺泡壁及支气管黏膜时均可引起咳嗽、咳痰。肺淤血致肺泡壁或支气管内膜毛细血管破裂可引起小量咯血或痰中带血;支气管黏膜下层支气管静脉曲张破裂常致大咯血;当患者出现急性肺水肿时咳粉红色泡沫痰。

护理措施和健康教育如下。

1. 协助患者采取舒适体位,如半坐卧位或坐位。

2. 保持室内空气新鲜、无烟,限制探视人员,以除去呼吸道刺激因素。保持适当的温度、湿度,温度以 20～24 ℃为宜,湿度一般为 40%～50%。

3. 让患者喝少量温开水,湿润呼吸道,减少呼吸道刺激,缓解因咳嗽导致的不适。

4. 应避免摄取刺激性食物,如辛辣或产气食物。

5. 施行有效性咳嗽,先进行 5～6 次深呼吸,再深吸气后保持张口,然后浅咳至咽部,再迅速将痰咳出,或者缓缓吸气,同时上身前倾,咳嗽时腹肌收缩,腹壁内缩,1 次吸气,连续咳 3 声。

6. 对痰量较多又无力咳出的患者,要防止发生呼吸道阻塞与窒息,定时协助其翻身、叩背。

7. 保持口腔清洁,以免因咳痰导致口腔异味而影响食欲。

六、发绀

发绀是指血液中还原血红蛋白增多,使皮肤、黏膜呈青紫色的现象。当毛细血管血液的还原血红蛋白量 >50 g/L 时,表示有 1/3 的血红蛋白未氧合,皮肤黏膜即可出现发绀。

(一)发绀的分类

1. 中心性发绀　是由于动脉血氧饱和度降低引起,发绀的特点是全身性的,除四肢和面颊外,也见于黏膜(包括舌和口腔黏膜)与躯干的皮肤,但皮肤温暖。常见于先天性心脏病,如法洛四联症。

2. 周围性发绀　是由于周围循环血流障碍所致,发绀的特点是常见于肢体的末端和下垂的部分,如肢端、耳垂与鼻尖,这些部位的皮肤发凉,若按摩或加温使之温暖,发绀即可消失。常见于右心衰竭、缩窄性心包炎、血栓性静脉炎、心源性休克等。

3. 混合性发绀　中心性发绀和周围性发绀并存,可见于心力衰竭,因肺淤血使血液在肺内氧合不足以及周围血流缓慢,毛细血管内脱氧过多所致。

(二)护理措施和健康教育

1. 病情观察　定时评估并记录生命体征和发绀情况,比较不同时间记录的变化情形,预期可能发生的改变并提供防范措施,以避免病情恶化。

2. 环境　布置舒适的环境,调节适宜的温度、湿度,清洁空气,减少不适当的温度、湿度、尘埃所造成的呼吸不适。

3. 调整舒适体位　使用床上桌、枕头、椅背等维持舒适的半卧位或坐位。

4. 合理安排休息　急性期应限制患者的活动并给予日常生活的协助,维持氧消耗量于最低限度。

5. 吸氧　根据缺氧的情况选择合理的给氧浓度。

6. 心理护理　给予情绪安抚,保持镇静,鼓励其说出自己的感受,培养有效的沟通方式;避免探视人员所造成的患者情绪激动,从而增加氧的消耗;避免不必要的护理、检查及治疗所造成的焦虑,尽量集中护理。

7. 注意保暖　保暖可使血管扩张并促进血液循环。

8. 饮食调整　摄取易消化、不发酵的食物,以减少肠内气体或便秘,避免膈肌上升,抑制呼吸运动。饮食宜少量多餐,以减少氧消耗量。

9. 禁烟　吸烟会刺激呼吸道黏膜,导致呼吸障碍,所以,发绀患者应禁止吸烟。

七、间歇性跛行

由于肢体运动诱发局部疼痛、紧束、麻木或肌肉无力感,停止运动后症状即可缓解的现象称为间歇性跛行。

护理措施和健康教育如下。

1. 指导患者采取正确卧位　在睡觉或休息时抬高床头,使血液量流向下肢,补充下肢含氧血以缓解症状。病情轻者应定时坐起,将双足踏在地板上。若无医师指导,勿将双足抬高超过心脏。

2. 指导患者保持运动与休息的平衡　运动可增进新陈代谢,使肌肉收缩与松弛,促进动脉血液循环。坐位时避免将一足翘在另一腿膝上,因为会压迫到静脉,阻碍静脉血流。

3. 指导患者做博格-艾作运动　患者平卧,将双足抬高 45°～60°,直到足部皮肤发白、有刺痛感 1～3 min 止,然后取坐位,双腿自然下垂,足跟踏在地面上,踝部施行背屈与足跖屈、左右摆动地运动,再将足趾向上翘并尽量伸开,再往下收拢,每一组动作要持续 3 min,此时足部应变为完全粉红色。如果肤色变蓝或疼痛时,应立刻平卧并抬高足部,直到舒畅为止。患者恢复平卧姿势,休息 5 min。反复运动 10 次即可。

4. 锻炼　坚持步行锻炼,每天步行 20～30 min,促进侧支循环,增加肌群的功能。

5. 饮食　宜低热量、低糖及低脂食物,避免肥胖,可预防加重动脉粥样硬化;多摄取维生素 C 及复合维生素 B 以维持血管平滑肌弹性。

6. 足部护理　保持足部清洁、干燥,选择合适的鞋子,使用护垫或擦润肤油,以预防水疱、胼胝、鸡眼或趾甲内生。冬天宜穿毛袜保暖。当皮肤有破损、溃疡或水疱时,应由医师诊治,不可自行任意涂药,并注意观察疼痛的部位、性质、皮肤温度,观察患者行走姿势,注意有无溃疡的发生。

7. 心理支持　尽量避免使患者情绪激动的因素,鼓励患者尽量使身心松弛,因为情绪激动会刺激交感神经,导致血管收缩。

第二节　心律失常患者护理和健康教育

一、概述

心律失常是指心脏冲动的频率、节律、起源部位、传导速度与激动次序的异常。按其发生原理,可分为冲动形成异常和冲动传导异常两大类。

二、护理评估

1. 心悸 患者是否诉"心脏跳得很快""心慌"或伴"心脏有停跳感",产生心悸最常见的心律失常有窦性心动过速、室上性阵发性心动过速和期前收缩。

2. 头晕、乏力、抽搐、晕厥 由于心排血量急剧减少引起组织缺血、缺氧所致,见于缓慢型心律失常,如窦性心动过缓,二度Ⅱ型或三度房室传导阻滞、窦性停搏、窦房结传导阻滞。询问患者症状发作的诱因及持续时间。

3. 胸闷、心绞痛 由于冠状动脉供血减少所致,见于心室率太快或太慢,使心脏射血减少、冠状动脉血液灌注不足而发生心肌的缺血、缺氧。

4. 既往史 注意询问患者以前是否患过心脏方面的疾病,是否做过心电图,有无心律失常发作史。

5. 用药史 近期是否服用过洋地黄——抗心律失常药及利尿药,是否有容易造成体内电解质紊乱的情况存在,重点了解抗心律失常药物的使用情况。

6. 辅助检查 心电图是诊断心律失常的最重要依据。

7. 心理社会评估 心律失常可出现于生理和病理状况,多种因素可以诱发心律失常,在评估患者心律失常产生的原因时,除了疾病、药物因素外,还应注意其精神心理因素的评估,部分患者因过分紧张或情绪激动出现期前收缩等心律失常,出现心律失常后精神更加紧张,从而形成恶性循环,引发更严重的心律失常。

三、护理措施

1. 一般护理 协助患者取舒适卧位,尽量避免左侧卧位,因左侧卧位时患者常能感觉到心脏的搏动而使不适感加重。发生严重心律失常时,患者可出现血压下降、休克。协助患者去枕平卧,抬高头部和下肢 15°～20°,以增加回心血量,保证脑组织的血液供应;出现心力衰竭时,协助患者取半坐卧位,以减轻肺淤血,减轻呼吸困难;当患者出现意识丧失、抽搐时,应注意保护好患者,保持平卧位,头偏向一侧,防止分泌物流入气管引起窒息,并注意防止舌被咬伤。

对无器质性心脏病的良性心律失常患者,鼓励其正常工作和生活,建立健康的生活方式,避免过度劳累。对有器质性心脏病或其他严重疾病的患者及发生严重心律失常的患者,应嘱其卧床休息,以免发生意外。为了使患者身心得到休息,应提供有利于睡眠的环境和方法,避免使患者情绪紧张的各种刺激。病情稳定阶段,应鼓励患者逐渐恢复活动以提高其耐力。

2. 饮食护理 针对患者原发病的不同给予不同的饮食。①对无器质性心脏病的心律失常患者,饮食无特殊要求,给予普通饮食即可。②对冠状动脉粥样硬化性心脏病合并的心律失常,应给予低盐、低脂饮食。③由于电解质紊乱引起的心律失常,应针对其具体情况给予不同的饮食。低血钾时,给予含钾高的食物,如柑橘类、香蕉等;高钾时,应限制含钾的食物。④心律失常合并心力衰竭时,应限制钠盐和水分的摄入,防止水、钠潴留加重心力衰竭。⑤避免食用刺激性饮料,如咖啡、浓茶、可乐,限制饮酒。⑥保证食物中钾、镁、钙的摄入以维持体内电解质平衡,有利于预防心律失常的发生。

3. 症状护理

(1)心悸:①症状明显时,患者应卧床休息。因休息时,全身组织耗氧减少,可以减轻心脏负担,从而减慢心率。②发热引起的窦性心动过速应积极给予物理降温,如温水擦浴、冰敷等。③室上性心动过速,给予刺激迷走神经的方法终止发作,无效时遵医嘱及时给予药物治疗。

(2)胸闷、心绞痛:①发作时,患者应停止原来的活动,卧床休息,以减少心肌的耗氧。②遵医嘱及时用药,防止心室率过快或过慢。③帮助患者避免或消除紧张情绪,以防冠状动脉痉挛加重心绞痛。

(3)抽搐、晕厥:①由于持续性室性心动过速所致者,立即遵医嘱用利多卡因静脉注射或施行同步直流电复律术。②由于心室率过慢引起的阿-斯综合征,可立即用拳头尺侧以中等强度力量从 20～25 cm 高度向胸骨中、下 1/3 交界处捶击 1～3 次,大部分患者心脏能恢复搏动,无效者立即进行人工心肺复苏。③发作抽搐、晕厥时,应注意保护患者安全,防止舌被咬伤、坠床、呼吸道窒息等意外情况发生。

(4)休克、心力衰竭:休克时应严密观察生命体征、尿量、皮肤等情况,注意保暖。

4. 用药护理　抗心律失常药物大部分具有致心律失常作用和其他不良反应。用药时,应掌握用药剂量、时间和方法,浓度过高、速度过快容易出现不良反应;浓度太低、速度太慢又达不到最佳治疗效果,应严密观察,注意患者的个体差异。许多药物如利多卡因、胺碘酮、异丙肾上腺素、奎尼丁等应在监护或密切观察心电图的情况下使用。

5. 心电监护　适用于做心电监护的严重心律失常有心室扑动与心室颤动、室性心动过速、高度房室传导阻滞(包括二度Ⅱ型房室传导阻滞和三度房室传导阻滞)、窦性停搏或窦性静止。由于患者伴有严重血流动力学障碍,使其心、脑、肾血液供应骤然减少或停止,临床上常出现休克、晕厥、抽搐甚至猝死,如果及时发现、处理得当,可以挽救患者的生命,故应加强监护,将患者置于 CCU 病房或进行床旁心电监护。

6. 心理护理　大部分心律失常患者伴有器质性心脏病或其他疾病,病情反复发作,因疾病的长期折磨,患者和家属均有不同程度的心理压力,易产生消极、焦虑、抑郁等不良心理。不良的情绪和心理既可以促使心律失常的发生,又影响疾病的康复,护士应具有爱心和同情心,以高度的责任感和业务水平取得患者的信任;以积极、乐观的心态帮助患者树立战胜疾病的信心;以良好的沟通技巧和广博的知识及时给患者以心理疏导,帮助患者克服不良情绪和心理,帮助家属调整心态。

四、健康教育

1. 向患者及家属讲解心律失常的常见病因、诱因及防治知识。

2. 积极治疗基础疾病,避免诱因。

3. 宜进食低脂、清淡饮食,多食新鲜蔬菜和水果,忌饱餐和刺激性食物,戒烟、戒酒。

4. 保持生活规律,注意劳逸结合。心律失常的患者,如果不伴严重疾病,可以照常工作;伴有严重器质性疾病或发生严重心律失常的患者,应卧床休息,防止意外发生。

5. 有晕厥史的患者避免从事驾驶、高空作业等有危险的工作,发生头晕、黑矇不适时应立即平卧,以免因晕厥发作而摔伤。

6. 嘱患者多食含纤维素丰富的食物,保持大便通畅,心动过缓患者避免排便时屏气,以免兴奋迷走神经而加重心动过缓。

7. 遵医嘱继续服用抗心律失常药物,说明坚持治疗的重要性,不可自行减量或擅自换药,教会患者观察药物疗效和不良反应,嘱咐患者出现异常情况及时就诊。

8. 教会患者和家属测量脉搏的方法,交代家属应注意的事项和发生紧急情况时的处理措施。

第三节　慢性充血性心力衰竭患者护理和健康教育

一、概述

心力衰竭是各种心脏疾病导致心功能不全的一种综合征,是由于心肌收缩力下降使心排血量不能满足机体代谢的需要,器官、组织血液灌注不足,并出现肺循环和(或)体循环淤血的表现。心力衰竭时通常伴有肺循环和(或)体循环的被动性充血,故又称为充血性心力衰竭。

心力衰竭的临床类型按其发展速度可分为急性心力衰竭和慢性心力衰竭两种,以慢性心力衰竭居多。按其发生的部位可分为左心衰竭、右心衰竭和全心衰竭;按有无临床症状分为充血性心力衰竭和无症状性心功能不全。急性充血性心力衰竭主要表现为急性肺水肿。

常见的诱发心力衰竭的原因有：①感染，特别是呼吸道感染。②心律失常，心房颤动和快速型心律失常是诱发心力衰竭的重要因素。③血容量增加，如妊娠与分娩，静脉输入液体过多、过快等。④原有心脏病变加重或并发其他疾病。⑤其他如劳累过度、情绪激动、精神紧张、用力排便、环境与气候的突变及不恰当停用洋地黄类药物、利尿药或降压药等。

慢性充血性心力衰竭的临床表现：左心衰竭时由于肺淤血而引起不同程度的呼吸困难，最早为劳力性呼吸困难，逐渐发展为夜间阵发性呼吸困难、端坐呼吸；同时由于心排血量减少引起乏力、易疲倦、心悸等。右心衰竭时由于体循环淤血而表现为腹胀、水肿、肝大、颈静脉怒张等。

二、护理评估

1. 发病情况　了解引起心力衰竭的基础疾病，帮助患者寻找发病的诱因。询问洋地黄、利尿药、抗心律失常药物的使用情况。

2. 心功能评估　询问患者有无活动后心悸、气促或休息状态下的呼吸困难。若有劳力性呼吸困难，还需了解患者发生呼吸困难的活动类型和轻重程度，如步行、爬楼、洗澡等，以帮助判断患者的心功能。

3. 症状及体征　了解患者有无咳嗽、咳痰及其性质。询问患者是否有夜间睡眠中憋醒、感觉呼吸费力、垫高枕头或坐位后缓解等现象。对于右心衰竭的患者，应注意了解患者是否有恶心、呕吐、食欲缺乏、腹胀、体重增加及身体低垂部位水肿等情况。

4. 日常生活形态　了解患者的饮食习惯，是否喜爱咸食、腊制品及发酵食品，是否吸烟、嗜酒、爱喝浓茶或咖啡等；了解患者的睡眠情况及排便情况，是否有便秘；评估患者的日常活动情况，是否为活动过度导致的心力衰竭。

5. 辅助检查　X线检查可有心影扩大、肺淤血的表现；心电图可出现左心室肥厚劳损、右心室肥大。通过超声心动图计算射血分数（EF值）估计心脏收缩功能，正常EF＞50%。应用右心导管或漂浮导管可测定肺毛细血管楔压（pulmonary artery wedge pressure，PCWP）、心排血量（cardiac output，CO）、心指数（cardiac index，CI）、中心静脉压（central venous pressure，CVP）。

6. 心理社会评估　长期的疾病折磨和心力衰竭的反复出现，使患者生活能力降低，生活上需他人照顾，反复住院治疗造成的经济负担，常使患者陷于焦虑不安、内疚、恐惧、绝望之中；家属和亲人也可因长期照顾患者而身心疲惫。

三、护理措施

1. 一般护理

(1)体位:协助患者取舒适卧位。有严重呼吸困难、端坐呼吸时,采取半坐卧位或坐位,这样可使肺的扩张较大,氧合作用增加,同时可减少静脉回流,减轻心脏负荷。也可使用床上桌,让患者的头伏在小桌上,手臂放桌两侧休息。如果患者要下床坐在椅中休息,应双足抬高,以减轻下垂肢体的水肿。

(2)活动与休息:根据患者心功能分级及患者基本状况决定活动量。与患者及其家属一起制订活动目标与计划,坚持动静结合、逐渐增加活动量的活动原则。

心功能Ⅰ级:不限制一般的体力活动,积极参加体育锻炼,但要避免剧烈运动和重体力劳动。

心功能Ⅱ级:适当限制体力活动,轻体力工作和家务劳动不受影响。

心功能Ⅲ级:严格限制一般的体力活动,日常生活可以自理或在他人协助下自理。

心功能Ⅳ级:绝对卧床休息,生活由他人照顾。

2. 饮食护理　给予低盐、低脂、易消化食物,少食多餐、忌饱餐。

(1)限制盐的摄入:限盐限钠,可有效控制心力衰竭引起的水肿,限制的程度视患者心力衰竭的强度和利尿药治疗的情况而定。轻度心力衰竭患者,每天可摄取 2～3 g钠;严重心力衰竭患者,每日摄食的钠为 800～1200 mg(1 g 盐含钠 390 mg)。应注意患者用利尿药时容易出现低钠、低氯,此时不应限盐,可能还要适当补充。

(2)限制水分:严重心力衰竭患者,24 h 的饮水量一般不超过 600～800 ml,应尽量安排在白天间歇饮用,避免大量饮水,以免增加心脏负担。

(3)少食多餐:由于心力衰竭时胃肠道黏膜淤血水肿,消化功能减退,宜进食易消化食物,且少食多餐,避免生硬、辛辣、油炸等食物,避免产气食物,因为胃肠胀气可加重患者腹胀不适感。

(4)忌饱餐:饱餐导致膈肌上抬,可加重患者的呼吸困难;同时,由于消化食物时需要的血液增加,导致心脏负担增加。

(5)多食蔬菜及水果,保持大便通畅:心力衰竭时,患者由于卧床休息,活动量减少,肠蠕动减慢,部分患者不习惯床上或床边大便,多种因素的影响,患者易发生便秘。护理时,应注意预防便秘的产生,积极处理便秘,可指导患者顺结肠、直肠方向环形按摩腹部,给予开塞露塞肛,必要时用手掏出大便,以防用力大便而加重患者心力衰竭或诱发心搏骤停。

四、健康教育

1. 指导患者积极治疗原发病,注意避免心力衰竭的诱发因素,如感染(尤其是呼吸道感染)、过度劳累、情绪激动、钠盐摄入过多,饱餐及便秘等。育龄妇女应避孕。

2. 宜进食低脂、清淡饮食,忌饱餐和刺激性食物,多食新鲜蔬菜和水果;保持大便通畅,养成定时排便的习惯;戒烟酒。

3. 保持生活规律,注意劳逸结合。从事轻体力工作,避免重体力劳动以免诱发心力衰竭。建议患者可进行散步、打太极拳等运动。适当活动有利于提高心脏储备力,提高活动耐力,改善心理状态和生活质量。

4. 交代患者不要随意增减或撤换药物,以免因不恰当的停药而诱发心力衰竭。服用洋地黄者要详细交代患者及家属识别不良反应,掌握自测脉搏的方法。

5. 嘱患者定期门诊随访,出现胸闷、气促、夜间阵发性呼吸困难等情况时要及时来院就诊。

第**9**章

神经系统疾病患者护理和健康教育

第一节　脑梗死患者护理和健康教育

一、概述

脑梗死或称缺血性脑卒中,是指局部脑组织由于缺血而发生坏死所致的脑软化,在脑血管病中最常见,占 60%～90%。引起脑梗死的主要原因是供应脑部血液的颅内或颅外动脉中发生闭塞性病变而未能建立及时、充分的侧支循环,使局部脑组织的代谢需要与可能得到的血液供应之间发生超过一定限度的供不应求现象。根据我国六城市调查,脑梗死的年发病率为 93/10 万,患病率为 459/10 万。临床上最常见的有脑血栓形成和脑栓塞。

二、护理措施

1. 躯体移动障碍的护理措施

(1)心理护理:提供有关疾病、治疗及预后的可靠信息;关心尊重患者,避免刺激和损伤患者自尊的言行;指导患者正确面对疾病,克服急躁心理和悲观情绪,避免过分依赖心理;增强患者自我照顾的能力与信心。

(2)生活护理:将日常用品和呼叫器置于患者健侧随手可及处,方便患者随时取用;指导和协助患者洗漱、进食、如厕、穿脱衣服及搞好个人卫生;保持床单整洁、干燥;帮助定时翻身、叩背,饭后漱口,保持口腔清洁,早、晚用温水擦拭全身,促进患肢血液循环和感觉舒适;指导患者学会配合和使用便器,保持大、小便通畅和会阴部清洁。

(3)康复护理:与患者及家属共同制订康复训练计划,告知患者保持床上、椅上的正确体位摆放及正常运动模式的重要性,指导患者早期进行肢体被动运动和主动运动的方法,鼓励患者每天数次"十指交叉握手"的自我辅助运动及"桥式运动"训练,并辅以理疗、按摩、针灸,促进肢体功能早日康复。

（4）用药护理：脑血栓形成患者常联合应用溶栓、抗凝、血管扩张药及脑代谢活化药等治疗，护士应了解各类药物的作用、不良反应与使用注意事项，按医嘱正确用药。由于甘露醇结晶易阻塞肾小管引起血尿或无尿等肾损害，应注意尿常规检查，心、肾功能不良者应慎用。使用地塞米松等糖皮质激素时应警惕继发感染和消化道出血。使用溶栓、抗凝药物时应严格掌握药物剂量，监测出凝血时间、凝血酶原时间，观察有无皮肤及消化道出血倾向，如黑粪、皮下出血等；如果患者再次出现偏瘫或原有症状加重，应考虑是否并发颅内出血，同时要观察有无栓子脱落引起的小栓塞，如肠系膜上动脉栓塞可引起腹痛，下肢静脉栓塞可出现皮肤肿胀、发红及肢体疼痛、功能障碍。使用血管扩张药尤其是尼莫地平等钙通道阻滞药时，滴速应慢，同时应监测血压变化。右旋糖酐-40可引起发热、皮疹甚至过敏性休克，应密切观察。

2. 吞咽障碍的护理措施

（1）评估吞咽障碍的程度：观察患者能否自口进食，进食和饮水时有无呛咳，以及进食的量和速度。

（2）饮食指导：鼓励能吞咽的患者进食，少量多餐；吃饭或饮水时抬高床头，尽量端坐，头稍前倾；选择软饭、半流质饮食或糊状食物，避免粗糙、干硬、辛辣等刺激性食物；给患者提供充足的进餐时间，每次进食要少，让患者充分咀嚼；如有食物滞留口内，鼓励患者用舌的运动将食物后送以利吞咽。

（3）防止窒息：注意保持进餐环境的安静、舒适，减少进餐时环境中分散注意力的干扰因素，如电视、收音机、护理活动等。告诉患者进餐时不要讲话，以避免呛咳、误吸等。如患者反呛、误吸或呕吐，应注意保持呼吸道通畅和口腔清洁。床旁备吸引装置。

（4）鼻饲饮食的护理：患者不能吞咽时给予鼻饲饮食。教给患者及照顾者饮食的原则、内容、胃管鼻饲的方法及注意事项。饮食原则与内容为进食高蛋白质、高维生素、无刺激性的流质饮食，如牛奶、蒸鸡蛋、豆奶、鱼汤、菜汤等，应供给足够的热量。

三、健康教育

1. 告知本病的康复治疗知识与自我护理方法，鼓励患者做力所能及的家务，日常生活活动不要依赖家人，多参加朋友聚会和一些有益的社会活动。

2. 生活起居有规律，克服不良嗜好，合理饮食，多吃芹菜、山楂、香蕉、海带、鱼类、芝麻、大枣、豆类、食醋等。

3. 患者起床或低头系鞋带等体位变换时动作要慢，转头不宜过猛，洗澡时间不宜过长，平日外出时多加小心，防止跌倒，气候变化时注意保暖，防止感冒。

4. 积极防治高血压、糖尿病、高脂血症、冠状动脉粥样硬化性心脏病、肥胖症。

第二节　脑出血患者护理和健康教育

一、概述

脑出血是指非外伤性脑实质内的出血。据我国六城市的调查，脑出血的患病率为112/10 万，年发病率为 81/10 万。脑出血为高病死率和高致残率的疾病。

二、护理措施

1. 意识障碍的护理措施

（1）休息与安全：急性期绝对卧床休息，抬高床头 15°～30°，以减轻脑水肿；谵妄、躁动患者加床挡，适当约束；环境安全，严格限制探视，避免各种刺激，各项治疗、护理操作应集中进行。

（2）生活护理：给予高蛋白、高维生素的清淡饮食；发病 3 d 后神志仍不清楚、不能自口进食者，应给予鼻饲流质饮食；定时翻身、叩背，保持床单整洁、干燥；协助做好口腔护理、皮肤护理和大小便护理；保持肢体功能位置。

（3）保持呼吸道通畅：参见相关内容。

（4）病情监测：严密观察病情变化，定时测量体温、脉搏、呼吸、血压、神志、瞳孔并详细记录；使用脱水降颅压药物时注意监测尿量与水、电解质的变化。

2. 潜在并发症——脑疝的护理措施

（1）评估有无脑疝的先兆表现：严密观察患者有无剧烈头痛、喷射性呕吐、躁动不安、血压升高、脉搏减慢、呼吸不规则、一侧瞳孔散大、意识障碍加重等脑疝的先兆表现，一旦出现，应立即报告医师，及时抢救。

（2）配合抢救：迅速给予吸氧和建立静脉通路，遵医嘱给予快速脱水、降颅压药物，如使用甘露醇应在 15～30 min 滴注完毕；立即清除呕吐物和口鼻分泌物，防止舌根后坠，保持呼吸道通畅，防止窒息；备好气管切开包、气管插管和脑室穿刺引流包。

3. 潜在并发症——消化道出血的护理措施

（1）病情监测：注意观察患者有无呃逆、上腹部饱胀不适、胃痛、呕血、便血、尿量减少等症状。插胃管鼻饲的患者，注意定时回抽胃液，观察胃液的颜色是否为咖啡色或血性。观察有无黑粪，监测大便隐血试验结果。

（2）饮食护理：给予清淡、易消化、无刺激性、营养丰富的食物，少量多餐，防止损伤胃黏膜。

（3）用药护理：遵医嘱给予保护胃黏膜的药物，如雷尼替丁、氢氧化铝凝胶等，观察用药后反应。

三、健康教育

1. 保持情绪稳定，避免过分喜悦、愤怒、焦虑、恐惧、悲伤、惊吓等不良刺激。

2. 合理饮食，戒烟酒，忌暴饮暴食。

3. 生活有规律，保证充足睡眠，适当锻炼，避免过度劳累、用脑过度和突然用力过猛，保持大便通畅。

第三节　蛛网膜下腔出血患者护理和健康教育

一、概述

蛛网膜下腔出血是指由各种原因所致出血、血液直接流入蛛网膜下腔的总称。临床上通常将蛛网膜下腔出血分为自发性蛛网膜下腔出血和外伤性蛛网膜下腔出血两大类。自发性蛛网膜下腔出血又分为原发性蛛网膜下腔出血和继发性蛛网膜下腔出血两种。因软脑膜血管破裂血液直接流入蛛网膜下腔，称为原发性蛛网膜下腔出血。脑实质出血，血液穿破脑组织流入蛛网膜下腔者，称为继发性蛛网膜下腔出血。以下仅介绍自发性的原发性蛛网膜下腔出血。据我国六城市调查，本病患病率为 31/10 万，年发病率为 4/10 万。

二、护理措施

1. 头痛

（1）心理支持：告知患者头痛是因为出血、脑水肿致颅内压增高，血液刺激脑膜或脑血管痉挛所致，随着出血停止、血肿吸收，头痛会逐渐缓解，消除患者紧张、恐惧、焦虑心理，增强战胜疾病的信心。

（2）采用缓解疼痛的方法：指导患者使用放松技术，如听轻音乐、缓慢深呼吸及引导式想象等方法减轻疼痛，必要时给予脱水、镇痛药物。

（3）用药护理：按医嘱使用甘露醇等脱水药快速静脉滴注，记录 24 h 尿量。使用尼莫地平等缓解脑血管痉挛的药物时，可能出现皮肤发红、多汗、心动过缓或心动过速、胃肠不适等反应,应控制输液速度,密切观察有无不良反应发生。

2. 蛛网膜下腔再出血

(1)休息:蛛网膜下腔出血的患者应绝对卧床休息 4～6 周,卧床期间禁止起坐、洗头、沐浴、如厕及其他下床活动,应加强护理,满足患者的日常所需。应为患者提供安静、舒适的环境,减少探视,避免声、光刺激和频繁接触、打扰患者,治疗、护理活动应集中进行。

(2)避免诱因:指导患者避免精神紧张、情绪波动、用力排便、屏气、剧烈咳嗽及血压过高等诱发因素。

(3)病情监测:蛛网膜下腔出血再发率较高,以首次出血后 1 个月内再出血的危险性最大,2 周内再发率最高,再出血的原因多为动脉瘤、动静脉畸形、大脑基底异常血管网征。其症状特别为首次出血后病情稳定或好转情况下,突然再次出现剧烈头痛、呕吐、抽搐发作、昏迷甚至去大脑强直及脑膜刺激征明显加重等,应密切观察。

三、健康教育

1. 保持情绪稳定,避免剧烈活动和重体力劳动。

2. 给予高蛋白、富含维生素的饮食,多吃新鲜水果、蔬菜,养成良好的排便习惯。

3. 告知本病治疗与预后的有关知识,指导患者配合检查,明确病因和尽早手术,解除顾虑。

4. 女性患者 1～2 年避免妊娠和分娩。

第四节　重症肌无力患者护理和健康教育

一、概述

重症肌无力(myasthenia gravis)是神经-肌肉传递障碍的自身免疫性疾病。临床表现为部分或全身骨骼肌易疲劳,常于活动后加重,休息后减轻。

二、护理措施

1. 生活自理缺陷　与眼外肌麻痹、眼睑下垂或四肢无力、运动障碍有关。

(1)活动与休息指导:指导患者充分休息,避免疲劳。宜选择清晨、休息后或肌无力症状较轻时进行活动,且应自我调节活动量,以省力和不感到疲劳为原则。

(2)生活护理:肌无力症状明显时,应协助做好洗漱、进食、个人卫生等生活护理,保持口腔清洁,防止外伤和感染等并发症。

2. 营养失调　低于机体需要量,与咀嚼无力、吞咽困难致摄入减少有关。

(1)饮食指导:给予高蛋白、高维生素、高热量、富含钾和钙的软食或半流食,避免干硬或粗糙食物。指导患者在进餐前充分休息或在服药后 15～30 min 产生药效时进餐。用餐过程中如患者因咀嚼肌无力感到疲劳,很难连续咀嚼,应让患者适当休息后再继续进食,鼓励少量慢咽,不要催促患者。咽喉、软腭和舌部肌群受累出现进食呛咳、无法吞咽时,应尽早放置胃管给予鼻饲流质;床旁备抽吸器和气管切开包,防止误吸和窒息。

(2)营养支持:了解患者每日进食情况,评估其营养状况,必要时遵医嘱静脉补充足够营养。

3. 潜在并发症　重症肌无力危象。

(1)保持呼吸道通畅和供氧:鼓励患者咳嗽和深呼吸,抬高床头,及时吸痰,清除口鼻分泌物。遵医嘱给予吸氧。常规准备气管切开包、气管插管和呼吸机,必要时配合行气管插管、气管切开和人工辅助呼吸。

(2)病情监测:密切观察病情,注意呼吸频率与节律改变,观察有无呼吸困难加重、发绀、咳嗽无力、腹痛、瞳孔变化、出汗、唾液或喉头分泌物增多等现象。

(3)用药护理:本病病程长,需长期服药治疗,告知患者常用药物的治疗方法、不良反应与服药注意事项,避免因服药不当而诱发肌无力危象和胆碱能危象。

1)抗胆碱酯酶药物治疗时,宜自小剂量开始,用药间隔时间尽可能延长,如剂量不足可缓慢加量,防止出现胆碱能危象。抗胆碱酯酶药必须按时服用,有咀嚼和吞咽无力者应在餐前 30 min 口服,有感染或处于月经前和应激状态时,经常需要增加药量。

2)糖皮质激素可通过抑制免疫系统而起作用,在大剂量冲击治疗期间,大部分患者在用药早期(2 周内)会出现病情加重,甚至发生重症肌无力危象,应严密观察呼吸变化。长期服药者,要注意有无消化道出血、骨质疏松、股骨头坏死等并发症。摄入高蛋白、低糖、高钙、含钾丰富的饮食,必要时服用制酸药,保护胃黏膜。

3)使用免疫抑制药如硫唑嘌呤等,应定时检查血象,并注意肝功能、肾功能变化。

4)禁止使用对神经-肌肉传递阻滞的药物,如氨基糖苷类抗生素(庆大霉素、链霉素、卡那霉素、丁胺卡那霉素等)、奎宁、普鲁卡因胺、普萘洛尔、氯丙嗪以及各种肌肉松弛药(氨酰胆碱、氯化琥珀胆碱)等,以免加重病情,使肌无力加剧。

三、健康教育

1. 保持乐观情绪,生活有规律。

2. 遵医嘱正确服药,避免漏服、自行停服和更改药量,外出时应随身携带药物与治疗卡。

3. 注意根据季节、气候增减衣服,预防受凉、感冒。

4. 合理饮食,保证足够营养供给。

5. 重视午后休息,保证充足的睡眠,避免疲劳、感染(尤其是妊娠、分娩、月经期)、情绪抑郁和精神创伤。

6. 病情加重时及时就诊。

第五节　帕金森病患者护理和健康教育

一、概述

帕金森病又称震颤麻痹,是一种常见的运动疾病,以静止性震颤、运动减少、肌强直和体位不稳为主要临床特征。

二、护理措施

1. 躯体移动障碍　与黑质病变、锥体外系功能障碍所致震颤、肌强直、体位不稳、随意运动异常有关。

(1)生活护理:加强巡视,主动了解患者的需要,既要指导和鼓励患者自我护理,做自己力所能及的事情,又要适当协助患者洗漱、进食、沐浴、大小便料理和做好安全防护。

1)对于出汗多、皮脂腺分泌亢进的患者,要指导其穿柔软、宽松的棉质衣服,经常清洁皮肤,勤换被褥衣服,勤洗澡。

2)患者动作笨拙,常有失误,应谨防进食时烫伤。端碗、持筷困难者尽量选用不易打碎的不锈钢餐具,避免玻璃和陶瓷制品。

3)对于行动不便、起坐困难者,应配备牢固且高度适中的坐厕、沙发、椅、床或床挡,以利于患者起坐时借力;配备手杖、室内或走道扶手等必要的辅助设施;呼叫器置于患者床边;生活日用品固定放置于患者伸手可及处,生活起居处处方便患者。

4)卧床患者应训练其学会配合和使用便器,协助床上大、小便。定时翻身叩背,帮助患者饭后漱口和每日用温水擦拭全身,并注意做好骨突处保护和皮肤护理。

(2)运动护理:告知患者运动锻炼的目的在于防止和推迟关节强直与肢体挛缩;与患者和家属共同制订切实可行的具体锻炼计划。

1)尽量参与各种形式的活动,如散步、打太极拳、床旁体操等,注意保持身体和各关节的活动强度与最大活动范围。

2)对于已出现某些功能障碍或起坐已感到困难的患者,要有目的、有计划地锻炼,告诉患者知难而退或由他人包办只会加速功能衰退。如患者从椅子上起立或坐下有困难,应每天做完一般运动后,反复练习起坐动作。

3)本病因为起步困难和步行时突然僵住不能动,故患者步行时思想要放松,尽量跨大步伐;向前走时足要抬高,双臂要摆动,目视前方,不要目视地面;转弯时,不要碎步移动,否则会失去平衡;护士或家人在协助患者行走时,不要强行拉着患者走;当患者感到足粘在地上时,可告诉患者先向后退一步,再往前走,这样会比直接向前走容易些。

4)晚期患者出现显著的运动障碍时,要帮助患者活动关节,按摩四肢肌肉,注意动作要轻柔,勿造成患者疼痛。

2. 自主紊乱　与震颤、流涎、面肌强直等身体形象改变和言语障碍、生活依赖他人有关。

(1)心理护理:帕金森病患者早期动作迟钝笨拙、表情淡漠、语言断续、流涎,患者往往产生自卑、忧郁心理,他们回避人际交往,拒绝社交活动,整日沉默寡言,闷闷不乐。随着病程延长,病情进行性加重,患者丧失劳动能力,生活自理能力也逐渐下降,可产生焦虑、恐惧甚至绝望心理。护士应细心观察患者的心理反应,鼓励患者表达并注意倾听他们的心理感受,与他们讨论身体健康状况改变所造成的影响,及时给予正确的信息和引导;鼓励患者尽量维持过去的兴趣与爱好,帮助培养和寻找新的简单易做的嗜好;为其创造良好的亲情和人际关系氛围,减轻他们的心理压力;告诉患者本病病程长、进展缓慢,治疗周期长,而疗效的好坏常与患者精神情绪有关,鼓励他们保持良好心态。

(2)自我修饰指导:指导患者保持着装整洁和自我形象的尽量完美;为患者提供必要的隐蔽环境,尤其是在进行起居、饮食和排泄等生活护理时更要注意。

3. 知识缺乏

(1)疾病知识指导:告知患者本病的病因、发病机制、常见症状与并发症以及治疗与预后的关系。帕金森病是由于黑质的多巴胺神经元变性导致多巴胺缺乏所引起的一种慢性进行性疾病。目前治疗只能缓解症状,不能阻断病情发展,疾病总的趋势是越来越重。应帮助患者及家属学会病情观察,掌握有关自我护理知识。

(2)用药指导:告知患者本病需要长期或终身服药治疗,让患者了解常用的药物种类、用法、服药注意事项、疗效和不良反应的观察与处理。告诉患者长期服药过程中可能会突然出现某些症状加重或疗效减退，让患者了解什么是"开-关现象""剂末现象""晨僵现象""冻结现象"以及如何处理。

1)疗效观察：服药过程中要仔细观察震颤、肌强直和其他运动功能的改善程度，观察患者的起坐和走路及姿势改善情况、讲话的音调与流利程度、写字与手的操作能力等，以确定药物疗效。

2)指导患者了解药物不良反应及其处理方法：①左旋多巴制剂，早期可有食欲缺乏、恶心、呕吐、腹痛、直立性低血压、失眠、不安等不良反应，一般选择进食时服药或减少剂量，症状可逐渐消失，但当出现幻觉、妄想等严重精神症状时，应报告医师积极处理。长期服用左旋多巴制剂会出现运动障碍和症状波动等长期治疗综合征。运动障碍又称"异动症"，是舞蹈样或肌张力障碍样异常不随意运动，表现为面、舌嚼动、怪相、摇头以及双臂、双腿和躯干的各种异常运动，一般可在减量或停药后改善或消失；"开-关现象"一般与服药时间和剂量无关，不可预料，减少每次剂量、增加服药次数而每日总药量不变或适当加用多巴胺受体激动药，减少左旋多巴用量，可以防止或减少发生；"剂末现象"与有效血浓度有关，可以预知，故增加每日总剂量并分开多次服用可以预防；"晨僵现象"是"剂末现象"的另一种表现形式，经调整用药时间和加大剂量可以克服；"冻结现象"可视为短时间的"开-关现象"，可试用多巴胺受体激动药，而不需要变动剂量。②抗胆碱能药物常见不良反应为口干、眼花(瞳孔扩大)、少汗、便秘、排尿困难等，青光眼及前列腺肥大者忌用。③金刚烷胺的不良反应有口渴、失眠、食欲缺乏、头晕、足踝水肿、视力障碍、心悸、精神症状等，有严重肾病者禁用。④多巴胺受体激动药常见不良反应有恶心、呕吐、头晕、乏力、皮肤瘙痒、便秘，剂量过大时，可有精神症状、直立性低血压等，故服用多巴胺能制剂治疗时，应从小剂量开始，逐步缓慢加量直至有效维持；服药期间尽量避免使用维生素 B_6、氯氮䓬、利舍平、氯丙嗪、奋乃静等药物，以免降低药物疗效或导致直立性低血压；长期服用疗效减退时，应积极寻找和去除任何使病情加重的原因；出现症状波动和运动障碍时，应观察并记录如"开-关现象"等发生的次数和持续时间，以便为调整药物提供依据。

4. 营养失调　低于机体需要量。该症状与吞咽困难、饮食减少和肌强直、震颤所致机体消耗量增加等有关。

(1)饮食指导：告知患者导致营养低下的原因、饮食治疗的原则与目的，指导合理饮食和正确进食。

1)给予高热量、高维生素、低脂、适量优质蛋白的易消化饮食，并根据病情变化及时调整和补充各种营养素。鼓励患者多食新鲜蔬菜、水果、蜂蜜，及时补充水分，以利于保持大便通畅，减轻腹胀和便秘。由于高蛋白饮食会降低左旋多巴类药物的疗效，故不宜盲目给予过多的蛋白饮食。

2)进食或饮水时保持坐位或半卧位,集中注意力,开始给予患者充足的时间缓慢进餐。对于流涎过多的患者可使用吸管吸食流汁;对于咀嚼能力和消化功能减退的患者应给予易消化、易咀嚼的细软、无刺激性的软食或半流质饮食,少量多餐;对于咀嚼和吞咽功能障碍者应选用稀粥、面片、蒸蛋等精细制作的小块食物或黏稠不易反流的食物,并指导患者少量分次吞咽;对于进食困难、饮水反呛的患者要及时给予鼻饲,并做好相应护理,防止经口进食引起误吸、窒息或吸入性肺炎。

(2)营养状况监测:了解患者吞咽困难的程度与每日进食情况;评估患者的营养状况改善与体重变化情况。

三、健康教育

1. 遵医嘱正确服药,定期复查肝功能、肾功能、血常规和定期监测血压变化。

2. 坚持适当的运动和体育锻炼。根据天气情况调整室温、增减衣服,决定活动的方式、强度与时间;加强关节活动范围和肌力的锻炼;加强日常生活动作、平衡功能及语言功能的康复训练。

3. 注意安全,防止伤害事故发生。不要登高,避免操作高速运转的器械,外出时要有人陪伴,尤其是精神智力障碍者要随身携带写有患者姓名、住址和联系电话的"卡片",以防走失。

4. 保持平衡心态,避免情绪紧张、激动。

5. 生活有规律,合理饮食,保证足够的营养供给。

6. 加强护理与病情观察,预防并发症。

第 *10* 章

内分泌与代谢疾病患者护理和健康教育

第一节　糖尿病患者护理和健康教育

一、概述

糖尿病(diabetes mellitus,DM)是一组以慢性血葡萄糖水平增高为特征的代谢性疾病,是由于胰岛素分泌和作用缺陷所引起。长期糖类、蛋白质、脂肪、水和电解质等代谢紊乱可引起多系统损害,导致眼、肾、神经、心脏、血管等组织器官的慢性进行性病变,引起功能缺陷及衰竭。重症或应激时可发生酮症酸中毒、高渗性昏迷等急性代谢紊乱。目前国际上通用 WHO 糖尿病专家委员会提出的病因学分型标准将糖尿病分为 4 类:1 型糖尿病(T1DM)、2 型糖尿病(T2DM)、其他特殊类型的糖尿病、妊娠期糖尿病(GDM)。

二、护理评估

1. **病史**　详细询问患者患病的有关因素,如有无糖尿病家族史、病毒感染等;询问患者起病时间、主要症状及其特点,如有无典型的"三多一少"症状,有无伤口愈合不良、感染不愈合等。对糖尿病原有症状加重,伴食欲缺乏、恶心、呕吐、头痛、嗜睡、烦躁者,应警惕酮症酸中毒的发生,注意询问有无感染、胰岛素治疗不当、饮食不当,以及有无应激状态等诱发因素。对病程长者要注意询问患者有无心悸、胸闷、心前区不适感;有无肢体发凉、麻木或疼痛和间歇性跛行;有无视物模糊;有无经常发生尿频、尿急、尿痛、尿失禁、尿潴留及外阴瘙痒等情况。了解患者的生活方式、饮食习惯、妊娠次数、新生儿出生体重、身高等。患病后的检查和治疗经过、目前用药情况和病情控制情况等。

2. **身体评估**　①一般状态:评估患者生命体征、精神和神志状态。体温、血压、心率及节律有无异常,有无呼吸节律、频率的改变,以及呼气中出现烂苹果味等。酮症酸中毒昏迷及高渗性昏迷者,应注意患者瞳孔的大小及对光反射情况。②营养状况:有无消瘦或肥胖,如 1 型糖尿病患者常表现为消瘦,儿童则出现发育障碍和延迟;2 型糖尿病患者多为肥胖,特别是腹型肥胖。③皮肤和黏膜:有无皮肤的湿度和温度改变,特别是足部末端有无皮温下降、足背动脉搏动有无减弱、足底有无胼胝形成、下肢的痛觉和触觉以及温觉有无异常;局部皮肤有无发绀或缺血性溃疡、坏疽,或其他感染灶的表现,有无不易愈合的伤口等;有无颜面和下肢水肿。④眼部:有无白内障、视力减退、失明等。⑤神经和肌肉系统:肌张力及肌力有无减弱,腱反射有无异常;有无间歇性跛行。

3. 心理-社会状况评估　糖尿病为终身性疾病,漫长的病程、严格的饮食控制及多器官、组织结构功能障碍易使患者产生焦虑、抑郁等心理反应,对治疗缺乏信心,不能有效地应对,治疗的依从性较差。护士应详细评估患者对疾病知识的了解程度,患病后有无焦虑、恐惧等心理变化,家庭成员对本病的认识程度和态度,以及患者所在社区的医疗保健服务情况等。

4. 辅助检查

(1)血糖是否正常或维持在较好的水平。

(2)GHbA1c:有无异常。

(3)三酰甘油、胆固醇有无升高,高密度脂蛋白胆固醇(HDL-C)是否降低。

(4)血肌酐、尿素氮有无升高,有无出现蛋白尿。

(5)血钾、钠、氯、钙是否正常。

三、护理诊断

1. 营养失调　低于机体需要量或高于机体需要量:与糖、蛋白质、脂肪代谢紊乱有关。

2. 活动无耐力　与严重代谢紊乱、蛋白质分解增加有关。

3. 知识缺乏　缺乏糖尿病的预防和自我护理知识。

4. 有体液不足的危险　与血糖升高、尿渗透压增高有关。

5. 潜在并发症　低血糖、糖尿病足、糖尿病酮症酸中毒、糖尿病高渗性昏迷。

6. 焦虑　与糖尿病慢性并发症、长期治疗导致经济负担加重有关。

四、护理措施

1. 病情观察　严密监测患者血糖、血酮、尿糖、尿酮、糖化血红蛋白水平,了解患者近期及远期血糖控制情况。监测患者电解质及酸碱平衡状况,是否存在或可能发生严重代谢紊乱。了解患者饮食及小便情况,是否有典型的"三多一少"。监测患者生命体征,了解有无合并心血管疾病。观察患者视力有无改变;患者有无肾功能损伤的早期表现,如夜尿增多;了解有无周围神经病变的早期表现,如肢体麻木、感觉异常等。

2. 饮食护理

(1)控制总热量:控制饮食的关键在于控制总热量。

理想体重是由患者年龄和身高决定的,其简易的计算公式为:年龄在 40 岁以下者,标准体重(kg)=身高(cm)-105;年龄在 40 岁以上者,标准体重(kg)=身高(cm)-100。根据理想体重计算每天所需总热量。成年人休息状态下每天每千克理想体重给予热量 105～125.5 kJ,轻体力劳动 125.5～146 kJ,中度体力劳动 146～167 kJ,重体力劳动 167 kJ 以上。儿童、孕妇、乳母、营养不良和消瘦以及伴有消耗性疾病者应酌情增加,肥胖者酌情减少,使体重逐渐恢复至理想体重的±5%。

(2)营养物质比例:糖类约占饮食总热量的 50%～60%,提倡用粗制米、面和一定量杂粮。蛋白质含量一般不超过总热量的 15%,成人每天每千克理想体重 0.8～1.2g,孕妇、乳母、营养不良或伴有消耗性疾病者宜增至 1.5～2.0g,伴有糖尿病肾病而肾功能正常者应限制至 0.8g,血尿素氮升高者应限制在 0.6g,蛋白质应至少有 1/3 来自动物蛋白,以保证氨基酸的供给。脂肪约占总热量 30%,饱和脂肪、多价不饱和脂肪与单价不饱和脂肪的比例应为 1:1:1,每日胆固醇摄入量宜在 300 mg 以下,少食动物内脏、蟹黄、虾子、鱼子等含胆固醇高的食物。

(3)合理分配:主食的分配应定量定时,根据患者生活习惯、病情和配合药物治疗的需要进行安排。对病情稳定的 2 型糖尿病患者可按每天 3 餐 1/5、2/5、2/5 或各按 1/3 分配;对注射胰岛素或口服降糖药且病情有波动的患者,可每天进食 5～6 餐,从 3 次正餐中匀出 25～50 g 主食作为加餐用。

(4)食物选择:患者因饮食控制而出现易饥的感觉时,可增加蔬菜、豆制品等副食。在保持总热量不变的原则下,凡增加一种食物时应同时减去另一种食物,以保证饮食平衡。忌吃油炸、油煎食物。炒菜宜用植物油,且要限制饮酒,每天食盐<6 g,以免促进和加重心血管、肾血管并发症。严格限制各种甜食,包括各种食糖、糖果、甜点心、饼干、水果及各种含糖饮料等,对于血糖控制较好者,可在两餐间或睡前加食含果糖或蔗糖的水果。患者需甜食时,为满足甜味的口感,可使用甜味剂,如蛋白糖、木糖醇、甜菊片等。每天饮食中食用纤维含量以 40～60 g 为宜,包括豆类、蔬菜、粗谷物、含糖分低的水果等。食物中纤维素含量高可加速食物通过肠道,从而延迟和减少糖类食物在肠道的吸收,使餐后血糖下降;还可增加肠蠕动,有利于大便通畅;纤维素体积大,进食后使人有饱食感,有利于控制体重;食物纤维尚有一定的降低胆固醇及低密度脂蛋白的作用,故对糖尿病心血管并发症也有一定的预防作用。

(5)监测体重变化:每周定期测量体重 1 次,如果体重改变>2 kg,应报告医师并协助查找原因。

3. 运动锻炼

(1)运动可以增加组织利用糖,更好地控制血糖。1型糖尿病患者运动量不宜过大,宜在餐后进行;2型糖尿病肥胖患者运动有利于减轻体重,增加胰岛素的敏感性。

(2)指导进行有规律的运动,根据患者年龄、体力、病情及有无并发症指导患者循序渐进和长期进行。运动时间,每天从 20～30min 开始,不超过 1h,每天 1 次或每周 4～5 次,尽量每天的同一时间进行同一强度的活动。合适的运动强度为活动时患者应达到个体 60% 的最大耗氧量。个体 60% 最大耗氧时心率简易计算法为:心率＝170－年龄。注射胰岛素或口服降糖药物者最好每天定时活动,肥胖患者可适当增加活动次数。若有心、脑血管疾病或严重微血管病变者,应按具体情况选择运动方式。运动方式以有氧运动为主,如散步、慢跑、骑自行车、做广播操、太极拳、球类活动等,其中步行活动安全,容易坚持,可作为首选的锻炼方式。

(3)运动前、中、后监测患者血糖;不要将胰岛素注射到运动的肢体,因为运动可以加速胰岛素的吸收,尽量不要安排在胰岛素作用的高峰或就餐前运动。血糖＞13.9mmol/L 时,表明患者胰岛素缺乏,不能运动,如果这时候运动,有可能加剧高血糖。可以考虑在运动前适量进食,预防运动后出现低血糖反应,注意在运动中和运动后的感觉,出现呼吸费力、头晕、面色苍白等症状,应及时停止运动。运动量大于平时时,需要增加患者糖类的摄入量,同时监测患者夜间的血糖水平。因为低血糖可能发生在运动后的 8～15h。

(4)运动的禁忌证为急性感染、糖尿病坏疽、有心脑血管疾病或严重微血管病变患者。由于运动可加重心、脑负担,使血浆容量减少,血管收缩,有诱发心绞痛、心肌梗死和心律失常的危险,还可使肾血流减少而使糖尿病肾病加重;运动时血压上升,增加玻璃体和视网膜出血的可能性。因此,在运动中若出现胸闷、胸痛、视物模糊等应立即停止运动,并及时处理。

(5)运动不宜在空腹时进行,以防止发生低血糖。运动中需注意补充水分,随身携带糖果,当出现饥饿感、心慌、出冷汗、头晕及四肢无力或颤抖等低血糖症状时要及时食用。随身携带医疗卡,卡上写有本人的姓名、年龄、家庭住址、电话号码和疾病病情。

4. 口服用药的护理

(1)磺脲类:治疗应从小剂量开始,于早餐前半小时口服。该药的主要不良反应是低血糖,其次为皮肤瘙痒、胆汁淤滞性黄疸、肝功能损害、再生障碍性贫血、溶血性贫血、血小板减少等,一般不常见。一旦出现,应立即停药。应注意药物间的相互作用,水杨酸类、磺胺药、利舍平、β受体阻滞药等可增强降血糖效应;利尿药、糖皮质激素等有降低血糖的作用。

（2）双胍类：本类药物促进无氧糖酵解，产生乳酸，在肝肾功能不全、低血容量性休克或心力衰竭等缺氧的情况下容易诱发酸中毒，应尽量不用。常见的不良反应有口干苦、金属味，厌食、恶心、呕吐、腹泻等，偶有过敏反应。该药从小剂量开始，进餐中或餐后服用，以减轻不适症状。

（3）其他：葡萄糖苷酶抑制药应与第一口饭同时服用，服用后常有腹部胀气等症状。瑞格列奈应餐前服用，不进餐不服药。噻唑烷二酮主要不良反应为水肿，有心力衰竭倾向和肝病者应注意观察。

5. 使用胰岛素的护理

（1）胰岛素的注射途径

1）静脉滴注：是指静脉输入小剂量胰岛素，通常以每小时每千克体重 0.1 U 的速度静脉滴注，以降低血糖。

2）皮下注射：有胰岛素专用注射器、胰岛素笔和胰岛素泵 3 种。专用于胰岛素注射的 1ml 注射器，减少了普通 1ml 注射器注射无效腔较大的缺点，并且注射器直接标注胰岛素单位，有利于减少发生剂量错误；胰岛素笔是一种笔式注射器，胰岛素笔芯直接装入笔内，无须抽取，易于携带，对老年患者、经常外出的患者尤为方便；使用胰岛素泵时，将短效胰岛素或超短效胰岛素装入其储药器内，按预先设定的程序注入体内，特点是模拟胰岛 B 细胞生理分泌，亦可餐前追加负荷量。

（2）使用胰岛素的注意事项

1）准确用药：熟悉各种胰岛素的名称、剂型及作用特点；准确执行医嘱，做到制剂、种类正确，剂量准确，按时注射。最好有 2 人核对胰岛素的剂量，短效胰岛素于饭前30 min 皮下注射。

2）吸药顺序：长、短效胰岛素或中、短效胰岛素混合使用时，应先抽吸短效胰岛素，再抽吸长效胰岛素，然后混匀，切不可逆行操作，以免将长效胰岛素混入短胰岛素效内，影响其速效性。

3）胰岛素的保存：未开封的胰岛素放于冰箱 4～8 ℃冷藏保存，正在使用的胰岛素在常温下（2～30 ℃）可使用 28d，不能冷冻、在太阳下直接照射、放在温度高的车内或剧烈晃动，注射前的胰岛素应放置在室温下。

4）注射部位的选择与更换：胰岛素采用皮下注射法，宜选择皮肤疏松部位，如上臂三角肌、臀大肌、大腿前侧、腹部等，药物吸收最快的部位是腹壁，其次分别为上臂、大腿和臀部。

（3）胰岛素的不良反应

1）低血糖反应。

2）过敏反应：表现为注射部位瘙痒，继而出现荨麻疹样皮疹，可伴有恶心、呕吐、腹泻等胃肠道症状，全身性荨麻疹少见，多见于使用动物胰岛素者。注意更换人胰岛素，患者对人胰岛素的敏感性增加，需严密观察患者的血糖变化，及时调整剂量。

3）注射部位脂肪营养不良：长期注射同一部位可导致局部皮肤发红、硬结、皮下脂肪萎缩，局部高浓度注射还可引起脂肪增生，因此，注射部位需要定期更换，在同一区域注射时，需要与上一次注射部位相距 2 cm 以上。注意保持皮肤的完整性及清洁，避免损伤和感染。如产生硬结，要局部停止注射，热敷处理。用过的注射部位应于 8 周后再使用。如患者消瘦，应提起皮肤及脂肪层，准确地将药液注入脂肪层。

6. 糖尿病足的护理

（1）评估患者有无足溃疡的危险因素：①既往有足溃疡史；②有神经病变的症状（如足的麻木，感觉、触觉、痛觉减退或消失）和（或）缺血性血管病变（如运动引起的腓肠肌疼痛或足发凉）；③神经病变的体征（足发热、皮肤不出汗、肌肉萎缩、鹰爪样趾、压力点的皮肤增厚或胼胝形成，但足背动脉搏动和血液充盈良好）和（或）周围血管病变的体征（足发凉、皮肤发亮变薄、足背动脉搏动减弱或消失和皮下组织萎缩）；④神经和（或）血管病变并不严重，但有严重的足畸形；⑤其他危险因素，如视力下降，膝关节炎、髋关节炎或脊柱关节炎，鞋袜不合适等；⑥个人因素，如社会经济条件差、老年人独居生活、拒绝治疗和护理等。

（2）保持足部清洁，避免感染：嘱患者勤换鞋袜，每天用温水清洁足部。洗之前用上肢前臂内侧试水温，如果对温度不敏感时请家人代替，洗净后用干毛巾轻轻擦干，尤其是足趾间。若足部皮肤干燥，可涂抹适量羊毛脂。

（3）足部观察与检查：洗足后仔细检查双足，了解足部有无感觉减退、麻木、刺痛感；观察足部皮肤有无颜色、温度改变及足背动脉搏动情况；注意检查趾甲、趾间、足底部皮肤有无胼胝、鸡眼、甲沟炎、甲癣，是否发生红肿、青紫、水疱、溃疡、坏死等损伤，有无变形，足背动脉搏动是否正常。定期做足部感觉的测试，及时了解足部感觉功能。患者自行检查双足时可以借助镜子检查。

（4）预防外伤：指导患者不要赤足走路，以防刺伤；外出时不可穿拖鞋，以免踢伤；应选择轻巧柔软、前端宽大的鞋子，每天更换鞋子，袜子以弹性好、透气及散热性好的棉毛质地为佳；每天检查鞋子，清除可能的异物和保持里衬的平整；指甲保留 1 mm，对有视力障碍的患者，应由他人帮助修剪指（趾）甲；不要用化学药消除鸡眼或胼胝，应找有经验的糖尿病足医师或皮肤科医师诊治，并说明自己患有糖尿病；冬天使用热水袋、电热毯或烤灯时谨防烫伤，同时应注意预防冻伤；休息时不将双足交叉，不穿影响下肢血液循环的紧身裤或裤袜。

（5）指导和协助患者采用多种方法促进肢体血液循环。

（6）积极控制血糖：发生足溃疡的危险性及足溃疡的发展均与血糖密切相关，血糖值是干预有效与否最敏感的指标。足溃疡的预防教育应从早期指导患者控制和监测血糖开始，同时要说服患者戒烟，防止因吸烟导致局部血管收缩而进一步促进足溃疡的发生。

7. 低血糖的护理　血糖＜3.3 mmol/L，主要原因为使用过多胰岛素或口服降糖药，进食太少或过量活动。糖尿病患者低血糖有 2 种临床类型，即反应性低血糖和药物性低血糖。前者见于少数 2 型糖尿病患者的患病初期，由于餐后胰岛素分泌高峰延迟，出现反应性低血糖，大多数发生在餐后 4～5h，尤以单纯性进食糖类时为著。后者多见于胰岛素使用不当或过量，以及口服磺脲类药物不当。当从动物胰岛素改用人胰岛素时，发生低血糖的危险性增加。

患者需要长期携带一些单糖类食物；如果患者发生低血糖反应，而没有紧急食物时，任何食物都可以，高脂肪食物减缓糖类的吸收，低血糖症状不能很快缓解。

预防措施：①护士应充分了解患者使用的降糖药物，并告知患者及其家属不能随意更改和增加降糖药物及其剂量。活动量增加时，要减少胰岛素的用量并及时加餐。容易在后半夜及清晨发生低血糖的患者，制订食谱时晚餐分配适当增加主食或含蛋白质较高的食物。②老年糖尿病患者血糖不宜控制过严，一般空腹血糖≤7.8 mmol/L，餐后血糖≤11.1mmol/L 即可。③普通胰岛素注射后应在 30min 内进餐。病情较重，无法预料患者餐前胰岛素用量时，可先进餐再注射胰岛素，以免患者用胰岛素后未能按时进食而发生低血糖。④初用各种降糖药时要从小剂量开始，然后根据血糖水平逐步调整药物剂量。⑤1 型糖尿病做强化治疗时容易发生低血糖，应按要求在患者进餐前、后测血糖，并做好记录，以便及时调整胰岛素或降糖药用量。强化治疗时，空腹血糖控制在 4.4～6.7mmol/L，餐后血糖＜10mmol/L，其中晚餐后血糖 5.6～7.8 mmol/L，凌晨 3 时血糖≥4mmol/L 为宜。⑥指导患者及其家属了解糖尿病低血糖反应的诱因、临床表现及应急处理措施。⑦患者应随身携带一些糖块、饼干等食品，以便应急时食用。⑧如果患者自认为出现低血糖反应时，应立即对症处理，因为即使患者出现由于血糖增高带来的影响也优于低血糖导致的昏迷或死亡。条件允许时，教会患者家属注射胰高血糖素。

8. 糖尿病酮症酸中毒、糖尿病高渗性昏迷的护理

（1）预防措施：定期监测血糖，了解血糖的控制水平；在应激状况时每天监测血糖；合理用药，不要随意减量或停用药物；保证充足的水分摄入，鼓励患者主动饮水，特别

是发生呕吐、腹泻、严重感染等疾病时应保证足够的水分;需要脱水治疗时,应监测血糖、血钠和渗透压。

（2）病情监测:对有可能或已经发生糖尿病酮症酸中毒、糖尿病高渗性昏迷的患者,应严密观察病情变化,使患者能得到及时有效的处理。①对有相应诱因的患者,要密切观察是否出现糖尿病酮症酸中毒、糖尿病高渗性昏迷的征象。②严密观察和记录患者的生命体征、神志、24h 液体出入量等的变化。③遵医嘱定时床边检测血糖的变化,及时准确地做好各种检验标本的采集和送检,并将检验结果（如电话报告）及时通知主管医师。

（3）急救配合与护理:①立即开放两条静脉通路,准确执行医嘱,确保液体和胰岛素的输入。②患者绝对卧床休息,注意保暖,给予低流量持续吸氧。③加强生活护理,应特别注意皮肤护理、口腔护理。④昏迷者按昏迷常规护理。

9. 糖尿病慢性并发症的护理

（1）糖尿病视网膜病变:病变的严重程度和进展与患者的血糖和血压控制非常相关。为了早期发现,一般建议患者每 6～12 个月做一次眼科检查。除了控制血糖和血压外,患者还需要注意避免增加颅内压的活动,使用缓泻药和润滑剂协助排便,避免用力大便;避免将头低下;避免举重物超过肩部。

（2）糖尿病肾病:有效控制血糖和血压是减缓肾病进展的有效措施。进行各类造影检查前,患者需要多饮水和静脉输液,检查后注意多利尿,以加快造影剂的排泄。鼓励患者定期排尿能减少尿潴留和残余尿量,能有效预防尿路感染。尽量避免使用有肾毒性的药物。

五、健康教育

1. 教育患者认识到糖尿病是一种终身疾病,需要严格控制饮食、配合运动,加上合理的药物治疗。提倡不吸烟、少饮酒、少吃盐、合理膳食、经常运动、防止肥胖。

2. 指导 1 型糖尿病患者正确应用胰岛素,掌握几种胰岛素的剂型,正确抽取胰岛素,经常更换注射部位,掌握不同胰岛素的作用时间,观察使用后的效果和不良反应。指导 2 型糖尿病患者合理控制饮食,制订运动方案,正确服用口服降糖药物。

3. 教育患者认识糖尿病急性并发症（糖尿病酮症酸中毒和糖尿病高渗性昏迷）的诱因、临床表现,密切观察血糖、尿酮变化,尽量做到早发现,早治疗。

4. 教育患者了解发生低血糖的诱因、临床表现、预防并掌握自救的方法。

5. 教育患者了解慢性并发症的临床表现、疾病自我管理的方法,指导患者掌握糖尿病足的预防和护理知识。

6. 教育患者正确使用快速血糖仪,教会患者自我检测血糖和根据饮食、运动调节胰岛素的量。

7. 心理调适,说明情绪、精神压力对疾病的影响,并指导患者正确处理疾病所致的生活压力。

8. 一般每 2～3 个月复是糖化血红蛋白,如原有血脂异常,每 1～2 个月监测 1 次,如无异常则每 6～12 个月监测 1 次即可。体重每 1～3 个月测 1 次,以了解病情控制情况,及时调整用药剂量。每 3～6 个月定期门诊复查,每年全身检查 1 次,以便尽早防治慢性并发症。

9. 教导患者外出时随身携带识别卡,以便发生紧急情况时及时处理。

第二节　甲状腺功能亢进症患者护理和健康教育

一、概述

甲状腺功能亢进症,是指由甲状腺腺体本身产生甲状腺激素(TH)过多而引起的甲状腺毒症。

二、护理评估

1. 病史　询问患者发病的时间、主要症状及其特点,如有无疲乏无力、怕热、多汗、低热、多食、消瘦、急躁易怒、排便次数增多,以及心悸、胸闷、气短等表现。了解有无家族史,有无精神刺激、感染、创伤等诱发因素存在。详细询问既往及目前的检查、治疗经过、用药情况。女性患者应了解月经、生育史。

2. 身体评估

(1)一般状态:①生命体征,观察有无体温升高、脉搏加快、脉压增加等表现;②意识精神状态,观察患者有无兴奋易怒、失眠不安等表现或神志淡漠、嗜睡、反应迟钝等;③营养状况,评估患者有无消瘦、体重下降、贫血等营养状况改变。

(2)皮肤黏膜:观察皮肤是否湿润、多汗,有无皮肤紫癜。胫骨前皮肤有无增厚、变粗及大小不等的红色斑块和结节。

(3)眼征:观察和测量突眼度,评估有无眼球突出、眼裂增宽等表现,有无视力疲劳、畏光、复视、视力减退、视野变小。角膜有无溃疡。

(4)甲状腺:了解甲状腺肿大程度,是否呈弥漫性、对称性肿大,有无震颤和血管杂音。

（5）心脏、血管：有无心尖冲动位置变化、搏动增强、心率增快、心尖部收缩期杂音、心律失常等。有无周围血管征。

（6）消化系统：有无腹胀、肠鸣音增强等。

（7）骨骼肌肉：是否有肌无力、肌萎缩和杵状指等。

3. 心理-社会状况评估　评估患者患病后对日常生活的影响，是否有睡眠、活动量及活动耐力的改变。甲状腺功能亢进症患者因神经过敏、急躁易怒易与家人或同事发生争执，导致人际关系紧张。评估患者的心理状态，有无焦虑、恐惧、多疑等心理变化。评估患者及家属对疾病知识的了解程度。患者所在社区的医疗保健服务情况。

4. 实验室及其他检查

（1）血清甲状腺激素水平有无升高。

（2）甲状腺摄^{131}I率是否增高，T_3抑制试验是否示甲状腺摄^{131}I率不能被明显抑制。

（3）血中甲状腺刺激抗体及其他自身抗体是否阳性。

三、护理诊断

1. 知识缺乏　缺乏药物治疗知识及自我护理知识。

2. 体液不足　与多汗、呕吐、腹泻有关。

3. 营养失调　低于机体需要量：与代谢率增高导致代谢需求大于摄入有关。

4. 活动无耐力　与蛋白质分解增加、甲状腺功能亢进性心脏病、肌无力等有关。

5. 有组织完整性受损的危险　与浸润性突眼有关。

6. 潜在并发症　甲状腺危象。

四、护理措施

1. 病情观察　每天清晨卧床时自测脉搏，定期测量体重，脉搏减慢、体重增加是治疗有效的标志。若出现高热、恶心、呕吐、不明原因腹泻、突眼加重等，警惕甲状腺危象的可能，应及时就诊。

2. 生活护理　①环境：保持环境安静，避免嘈杂。甲状腺功能亢进症患者因怕热多汗，应安排通风良好的环境，夏天使用空调，保持室温凉爽而恒定。②休息与活动：甲状腺功能亢进症患者因基础代谢亢进，活动耐力下降。评估患者目前的活动量，活动和休息方式，与患者共同制订日常活动计划。活动时以不感疲劳为度，适当增加休息时间，维持充足的睡眠，防止病情加重。病情重、有心力衰竭或严重感染者应严格卧床休息。③基础护理：协助患者完成日常的生活自理，如洗漱、进餐、如厕等。对大量出汗的患者,加强皮肤护理,应随时更换浸湿的衣服及床单,防止受凉。

3. 饮食指导　因患者机体处于高代谢状况,能量消耗大,应给予高热量、高蛋白、高维生素及矿物质丰富的饮食。主食应足量,可以增加奶类、蛋类、瘦肉类等优质蛋白以纠正体内的负氮平衡,多摄取新鲜蔬菜和水果。给予充足的水分,每天饮水 2000～3000ml 以补充出汗、腹泻、呼吸加快等所丢失的水分,但对并发心脏疾病者应避免大量饮水,以防因血容量增加而诱发水肿和心力衰竭。禁止摄入刺激性的食物及饮料,如浓茶、咖啡等,以免引起患者精神兴奋。减少食物中粗纤维的摄入,以减少排便次数。避免进食含碘丰富的食物。

4. 用药护理　开始服用抗甲状腺药物的最初 3 个月,每周查血常规 1 次,每隔 1～2 个月做 1 次甲状腺功能测定,有效治疗可使病情稳定。护士应指导患者正确用药,不可自行减量或停药,并密切观察药物的不良反应,及时处理。病情严重的患者遵医嘱给予镇静药。

抗甲状腺药物的常见不良反应有:①粒细胞减少,严重者可致粒细胞缺乏症,因此必须复查血常规。粒细胞减少多发生在用药后 2～3 个月,如外周血白细胞$<3\times 10^9$/L 或中性粒细胞$<1.5\times 10^9$/L,应考虑停药,并给予促进白细胞增生药;如伴发热、咽痛、皮疹等症状须立即停药。②药疹较常见,可用抗组胺药控制,不必停药;如严重皮疹则应立即停药,以免发生剥脱性皮炎。③若发生中毒性肝炎、肝坏死、精神病、胆汁淤滞综合征、狼疮样综合征、味觉丧失等,应立即停药治疗。对妊娠期甲状腺功能亢进患者,应指导其避免各种对母亲及胎儿造成影响的因素,宜选用抗甲状腺药物治疗,禁用[131]I 治疗,慎用普萘洛尔。产后如需继续服药,则不宜哺乳。碘剂仅在手术前和甲状腺危象时使用。

服用碘剂时需注意:①口服时需要与牛奶、橙汁或水一起服用,餐后服用,减少对胃肠道的刺激。②如果是溶液,则需要用吸管吸入,避免药物与牙齿接触。③急性气管炎和对碘剂过敏的患者禁用。

5.[131]I 治疗护理　①治疗前患者用抗甲状腺药物(antithyroid drug,ATD)治疗 4～7d,治疗前 2～4 周避免碘剂、含碘的食物或药物,胺碘酮药物由于含有碘,需要告诉医师。接受[131]I 治疗后的短期内,仍然需要根据医师的医嘱继续进行 ATD 治疗和其他对症支持治疗,直到患者被确定[131]I 治疗达到最大的疗效。②由于服药后 1d,患者的唾液有放射性,因此,不能随地吐痰。③服药后 2d 内需要多喝水,增加药物在血中的循环和促进排泄。④服药后 2d 内排便后便池需要冲洗 2 次,使用一次性的餐具。⑤服药 1 周内避免密切接触儿童和孕妇,患者治疗后 6 周内不能妊娠。⑥放射碘治疗最常见的不良反应是甲状腺功能减退,发生在治疗后的 2～4 周,通常需要终身接受甲状腺素替代治疗。

6. 眼部护理　定期眼科角膜检查以防角膜溃疡造成失明。采取保护措施,预防眼睛受到刺激和伤害。外出戴深色眼镜,减少光线、灰尘和异物的侵害。经常以眼药水湿润眼睛,避免过度干燥;睡前涂抗生素眼膏,眼睑不能闭合者用无菌纱布或眼罩覆盖双眼。指导患者当眼睛有异物感、刺痛或流泪时,勿用手直接揉眼睛。睡觉或休息时,抬高头部,使眶内液回流减少,减轻球后水肿。

7. 甲状腺危象的预防及紧急处理

(1)避免诱因:指导患者自我心理调整,避免感染、严重精神刺激、创伤等诱发因素。手术患者遵医嘱术前使用抗甲状腺药物、β受体阻滞药、糖皮质激素、碘剂等预防其发生。

(2)病情监测:观察神志、体温、呼吸,脉搏、血压变化。若原有甲状腺功能亢进症症状加重,并出现发热(体温＞39 ℃)、心率达每分钟 140 次以上、收缩压升高、严重乏力、烦躁、多汗、心悸、食欲缺乏、恶心、呕吐、腹泻、脱水等,应警惕甲状腺危象的发生,立即报告医师并协助处理,疾病进展还可能出现意识障碍甚至抽搐等。

(3)紧急处理配合:①绝对卧床休息,保持呼吸道通畅和良好通气功能,呼吸困难时取半卧位,立即给氧,迅速建立静脉通路。②及时准确按医嘱使用丙硫氧嘧啶、复方碘溶液、β受体阻滞药、氢化可的松等药物。使用丙硫氧嘧啶及碘剂时注意观察病情变化,严格掌握碘剂的剂量,并观察中毒或过敏反应。准备好抢救物品,如镇静药、血管活性药物、强心药等。③密切观察病情变化:定期测量生命体征,严密监测心律失常,准确记录 24h 出入量,观察神志的变化。④对症护理:体温过高者给予冰敷或乙醇擦浴以降低体温,给予非水杨酸类解热镇痛药(水杨酸类增加游离甲状腺素水平);遵医嘱使用降温毯;躁动不安者使用床挡保护患者安全;昏迷者加强皮肤、口腔护理,定时翻身,防止压疮、肺炎的发生。

8. 心理护理　耐心细致地解释病情,提高患者对疾病的认知水平,让患者及其亲属了解其情绪、性格改变是暂时的,可因治疗而得到改善。鼓励患者表达内心感受,理解和同情患者,建立互信关系。与患者共同探讨控制情绪和减轻压力的方法,指导和帮助患者正确处理生活中的突发事件。保持居室安静和轻松的气氛,限制探视时间,提醒家属避免提供兴奋、刺激的消息,以减少患者激动、易怒的精神症状。尽可能有计划地集中进行治疗与护理,以免过多打扰患者。鼓励患者参加团体活动,以免社交障碍产生焦虑。

五、健康教育

1. 甲状腺功能亢进症是一种自身免疫病,治疗时间长,治疗效果个体差异大,服药时间长,需要教育患者疾病知识,使患者能掌握疾病自我管理知识,较好地配合医师治疗。对有生育需要的女性患者,应告知其妊娠可加重甲状腺功能亢进症,宜治愈后再妊娠。

2. 保证充足的睡眠、身心愉快,避免精神刺激或过度劳累。建立和谐的人际关系和良好的社会支持系统。

3. 向患者解释抗甲状腺药物的作用和常见不良反应,使患者能坚持服药,定期检查血常规和甲状腺激素水平,及时发现不良反应的先兆,尽早采取措施。

4. 指导有眼部症状患者眼部护理。

5. 告诉患者饮食的要求,避免各种含碘的食物和药物,直到患者能够正确进食,保证足够的热量和营养物质的摄入。

6. 告诉患者甲状腺功能亢进症的诱发因素,使患者能尽量避免各种诱发因素。严禁用手挤压甲状腺以免甲状腺激素分泌过多,加重病情。

第三节　腺垂体功能减退症患者护理和健康教育

一、概述

腺垂体功能减退症系腺垂体激素分泌减少或缺乏所致的复合症候群,可以是单种激素减少如生长激素、催乳素缺乏,或多种激素如促性腺激素、促甲状腺激素、促肾上腺皮质激素同时缺乏。腺垂体功能减退症可原发于垂体病变或继发于下丘脑病变,表现为甲状腺、肾上腺、性腺等功能减退和(或)蝶鞍区占位性病变。临床表现各异,容易造成诊断延误,但补充所缺乏的激素治疗后症状可缓解。

二、护理评估

1. 病史　评估患者引起身体外形发生改变的时间,有无伴随症状。了解患者第二性征有无改变,女性患者了解其月经史、生育史及性生活状况。是否主诉疲乏无力和开始的时间等。

2. 身体评估　测量生命体征,尤其基础体温是否降低,血压是否正常。体重是否增加。了解视力有无影响,因为垂体位于视神经附近,垂体肿瘤可能压迫神经导致视力下降。

3. 心理-社会状况评估　评估患者对疾病的认识、其心理状态、患者家属对疾病的了解程度以及对患者的支持情况等。

4. 辅助检查　包括垂体功能、甲状腺功能、甲状旁腺功能和肾上腺皮质功能有无异常、胰岛素水平是否变化等。

三、护理诊断

1. 知识缺乏　缺乏疾病相关知识。

2. 性功能障碍　与促性腺激素分泌不足有关。

3. 活动无耐力　与肾上腺皮质、甲状腺功能低下有关。

4. 体温过低　与继发性甲状腺功能减退有关。

5. 潜在并发症　垂体危象。

四、护理措施

1. 生活护理　根据患者的体力及精神状态安排适当的活动,防止过度疲劳。寒冷刺激可以导致患者体温降低,患者应激反应下降,容易诱发垂体危象。冬天注意保暖,预防感冒。

2. 饮食指导　指导患者进食高热量、高蛋白、高维生素、易消化的饮食,少量多餐,以增强机体抵抗力。

3. 用药指导　由于患者需要服用特定的激素进行终身替代治疗,因此,需教会患者认识所服药物的名称、剂量、用法及不良反应等,如肾上腺糖皮质激素过量易致欣快感、失眠;服甲状腺激素应注意心率、心律、体温、体重变化等。指导患者认识到随意停药的危险性,必须严格遵医嘱按时按量服用药物,不得随意增减药物剂量。

4. 垂体危象的预防和处理

(1)避免诱因:指导患者保持情绪稳定,注意生活规律,避免过度劳累。冬天注意保暖。更换体位时动作应缓慢,以免发生晕厥。平时注意皮肤的清洁,预防外伤,少到公共场所或人多之处,以防发生感染。避免失水、饥饿、手术、不恰当使用镇静催眠药等诱因。

(2)病情监测:密切观察患者的意识状态、生命体征的变化,注意有无低血糖、低血压、低体温等情况的发生。评估患者神经系统体征以及瞳孔大小、对光反射的变化。

(3)紧急处理配合:一旦发生垂体危象,要立即报告医师并协助抢救。主要措施有:①迅速建立静脉通路,补充适当的水分,保证激素类药及时准确使用;②保持呼吸道通畅,给予氧气吸入;③低温者应保暖,高热型患者给予降温处理;④做好口腔护理、皮肤护理,保持排尿通畅,预防尿路感染。

5. 心理支持　鼓励患者和家属说出对身体形象改变和性功能障碍的感受,给予患者及家属心理支持,告诉患者坚持服药替代治疗后,病情会有所缓解。

五、健康教育

1. 向患者讲解疾病的相关知识,使患者了解其症状是由于体内激素分泌过少所导致的,针对病因治疗或激素替代治疗后,症状即可缓解。

2. 指导患者识别垂体危象的征兆,若有感染、发热、外伤、腹泻、呕吐、头痛等情况发生时,应立即就医。

3. 外出时随身携带识别卡,以防意外发生。

第11章

泌尿系统疾病患者护理和健康教育

第一节 肾小球疾病患者护理和健康教育

一、概述

肾小球疾病是一组以血尿、蛋白尿、水肿、高血压等为主要临床表现的肾病。根据病因可分为原发性肾小球疾病、继发性肾小球疾病和遗传性肾小球疾病三大类。原发性肾小球疾病常原因不明;继发性肾小球疾病是指继发于全身性疾病(如系统性红斑狼疮、糖尿病等)的肾损害;遗传性肾小球疾病是指遗传基因突变所致的肾小球疾病。其中,原发性肾小球疾病占肾小球病的绝大多数,是我国引起慢性肾衰竭的主要原因。

二、护理评估

1. 病史

(1)患病及治疗经过:应详细询问起病时间与缓急、有无明显诱因、有无相关疾病病史和家族史、患病后的主要症状及其特点。急性肾小球肾炎应重点了解有无上呼吸道感染(如急性扁桃体炎、咽炎)或皮肤感染(脓疱疮)等感染史。应着重询问有无血尿、蛋白尿、水肿和高血压等症状。了解症状演变发展过程,是否出现并发症。了解患者做过的检查及其结果,治疗的经过、效果以及是否遵医嘱治疗,目前用药情况包括药物种类、剂量、用法,是按医嘱用药还是自行购买使用,有无明确的药物过敏史。评估时应详细了解患者有无特殊的饮食治疗要求及其依从情况。

(2)目前主要的不适及病情变化:询问患者目前最突出的症状及其变化,评估这些症状对机体的影响。评估患者的食欲、睡眠、体重等方面有无改变。

(3)评估患者的生活史:包括生活方式和饮食方式。了解患者的日常工作和生活是否规律、个人卫生情况等。了解患者的食欲和饮食习惯,有无特殊嗜好,如喜食较咸食物,每天液体的摄入量。

2. 身体评估　评估患者的精神、意识、营养状况、体重等一般状态及有无高血压和体温升高;皮肤黏膜情况;胸、腹部检查有无异常体征。

3. 心理-社会状况评估　患者对所患疾病知识的了解程度;患者的情绪和精神状态,有无负性情绪及程度;患病后的日常活动、社会活动有无改变及其程度;患者的家庭经济状况、患者亲属对患者所患疾病的认知以及其亲属对患者的关心和支持程度;患者的工作单位所能提供的支持,有无医疗保障;患者出院后的就医条件,能否得到及时有效的社区保健服务。

4. 辅助检查

(1)尿液检查:包括一般性状检查、尿液化学检查、显微镜检查、尿沉渣定量检查等。

(2)肾功能检查:肾小球滤过率、血肌酐、血尿素氮。

(3)免疫学检查:血清抗链球菌溶血素"O"抗体(ASO)的测定。

(4)血清补体测定:血清补体 C3 及其动态变化。

三、护理诊断

1. 体液过多　与肾小球滤过率下降导致水、钠潴留有关。

2. 活动无耐力　与疾病所致高血压、水肿等有关。

3. 有皮肤完整性受损的危险　与皮肤水肿、营养不良有关。

4. 潜在并发症　急性左心衰竭、高血压脑病、急性肾衰竭。

5. 知识缺乏　缺乏疾病及自我照顾的相关知识。

四、护理措施

1. 病情观察　严密观察血压的变化,有无少尿、血尿和水肿、高血压的症状和(或)体征,有无心力衰竭、高血压脑病、急性肾衰竭等并发症。一旦出现剧烈头痛、呕吐、意识不清、阵发性惊厥甚至昏迷等高血压脑病的表现,要及时报告医师,并配合抢救,注意使用恰当的安全措施,必要时上床挡并使用约束带。定期测量体重并记录,遵医嘱及时准确留取尿标本、血标本等,并及时送检。

2. 生活护理

(1)休息:急性期患者应绝对卧床休息,症状比较明显者需卧床休息 4～6 周,待水肿消退、肉眼血尿消失、血压恢复正常后,方可逐步增加活动量。病情稳定后可从事一些轻体力活动,但 1～2 年应避免重体力活动和劳累。

(2)口腔护理:协助或指导患者保持口腔卫生,预防上呼吸道感染。

3. 饮食护理　急性期应严格限制钠的摄入,以减轻水肿和心脏负荷。一般盐的摄入量应每天低于 3 g。病情好转,水肿消退、血压下降后,可由低盐饮食逐渐转为正常饮食。除了限制钠盐外,还应注意控制水和钾的摄入,尤其尿量明显减少者。另外,应根据肾功能调整蛋白质的摄入量,同时注意给予足够的热量和维生素。

4. 用药护理　注意观察药物的疗效及不良反应。使用利尿药时,注意水及电解质的情况,尿多时,注意有无腹胀、乏力等低血钾的表现。

5. 心理护理　耐心与患者交谈,并细心观察患者的心理反应。若发现不良的心理反应时,应及时给予适当的干预措施,使患者积极配合治疗和护理。

五、健康教育

1. 自我监测病情与随访的指导　急性肾小球肾炎的完全康复可能需要 1～2 年。当临床症状消失后,蛋白尿、血尿等可能仍然存在,故应定期随访,监测病情。

2. 休息与活动　患者患病期间应加强休息,痊愈后可适当参加体育活动,但应注意避免劳累,以增强体质。

3. 预防上呼吸道感染和皮肤感染　本病的发生常与呼吸道感染或皮肤感染有关,且感染可增加其演变为慢性肾小球肾炎的发生率。应向患者介绍保暖、加强个人卫生等预防上呼吸道感染或皮肤感染的措施。告诉患者患感冒、咽炎、扁桃体炎和皮肤感染后,应及时就医治疗。

4. 注意口腔和皮肤的清洁。

5. 指导女性患者近期不宜妊娠,以防复发。

第二节　急进性肾小球肾炎患者护理和健康教育

一、概述

急进性肾小球肾炎简称急进性肾炎,是一组以少尿、血尿、蛋白尿、水肿和高血压等急性肾炎综合征为临床表现,肾功能急剧恶化,多在早期出现少尿性急性肾衰竭的临床综合征。

二、护理评估

1. 病史

(1)患病及治疗经过:应详细询问起病时间与缓急、有无明显诱因、有无相关疾病病史和家族史、患病后的主要症状及其特点。重点了解有无上呼吸道感染史,应着重询问有无尿量减少、血尿、蛋白尿、水肿和高血压等症状。有无原因不明的发热、关节痛、肌痛和腹痛等前驱表现。了解症状演变发展过程,是否出现并发症。了解患者做过的检查及其结果;治疗的经过、效果以及是否遵医嘱治疗;目前用药情况包括药物种类、剂量、用法,是按医嘱用药还是自行购买使用,有无明确的药物过敏史。了解患者有无特殊的饮食治疗要求及其依从情况。

(2)目前主要的不适及病情变化:询问患者目前最突出的症状及其变化,评估这些症状对机体的影响。评估患者的食欲、睡眠、体重等方面有无改变。

(3)评估患者的生活史:包括生活方式和饮食方式。了解患者的日常工作和生活是否规律,个人卫生情况等。了解患者的食欲和饮食习惯,有无特殊嗜好,每天液体的摄入量。

2. 身体评估　评估患者的精神、意识、营养状况、体重等一般状态及有无高血压和体温升高;皮肤黏膜情况;胸、腹部检查有无异常体征。

3. 心理-社会状况评估　包括患者对所患疾病知识的了解程度、心理状态;患病对日常生活、学习或工作的影响;患者的家庭经济状况,患者亲属对患者所患疾病的认知以及其亲属对患者的关心和支持程度;患者的工作单位所能提供的支持,有无医疗保障;患者出院后的就医条件,能否得到及时有效的社区保健服务。

4. 辅助检查

(1)尿液检查:包括一般性状检查、尿液化学检查、显微镜检查、尿沉渣定量等。

(2)肾功能检查:血肌酐、血尿素氮、内生肌酐清除率等。

(3)免疫学检查:常用的检查项目包括血清补体成分测定(血清总补体、血清补体C3 等)、血循环免疫复合物、血清肾小球基底膜抗体等。

(4)肾 B 超检查:了解肾的大小、结构以及有无其他病症。

三、护理诊断

1. 体液过多　与肾小球滤过率下降、大剂量激素治疗导致水、钠潴留有关。

2. 有感染的危险　与激素、细胞毒药物的应用,血浆置换、大量蛋白尿致机体抵抗力下降有关。

3. 潜在并发症　急性肾衰竭。

4. 恐惧　与病情进展快、预后差有关。

四、护理措施

1. 病情监测　密切观察病情,及时识别急性肾衰竭的发生。监测内容包括①尿量:若尿量迅速减少或出现无尿,往往提示发生了肾衰竭;②血肌酐、血尿素氮及内生肌酐清除率:急性肾衰竭时可出现血肌酐、血尿素氮快速的进行性升高,内生肌酐清除率快速下降;③血清电解质:重点观察有无高钾血症,急性肾衰竭常可出现血钾升高,可诱发各种心律失常,甚至心搏骤停;④其他病情观察:有无食欲明显减退、恶心、呕吐;有无气促、端坐呼吸等。

2. 休息　注意休息,避免劳累。

3. 饮食护理　应严格限制钠的摄入,以减轻水肿和心脏负荷。除了限制钠盐外,还应注意控制水和钾的摄入,尤其尿量明显减少者。另外,应根据肾功能调整蛋白质的摄入量,同时注意给予足够的热量和维生素。

4. 用药护理　严格遵医嘱用药,密切观察激素、免疫抑制药、利尿药的疗效和不良反应。糖皮质激素可导致水钠潴留、血压升高、血糖上升、精神兴奋、消化道出血、骨质疏松、继发感染、伤口不愈合以及类肾上腺皮质功能亢进症的表现,如满月脸、水牛背、多毛、向心性肥胖等。对于肾病患者,使用肾上腺糖皮质激素后应特别注意有无发生水钠潴留、血压升高和继发感染,这些不良反应可加重肾损害,导致病情恶化。

5. 防治感染的护理　遵医嘱正确使用抗生素预防或治疗感染;协助或指导患者做好口腔护理和皮肤护理。另外,大剂量激素冲击疗法可明显抑制机体的防御能力,必要时须对患者实施保护性隔离,防止继发感染。

6. 心理护理　及时采取有效的干预措施,消除患者的不良心理反应,如恐惧、焦虑等。

五、健康教育

1. 自我病情监测与随访的指导　向患者解释如何监测病情变化以及病情好转后仍需较长时间的随访,以防止疾病复发及恶化。

2. 休息　患者应注意休息,避免劳累。急性期绝对卧床休息,时间较急性肾小球肾炎更长。

3. 用药指导　向患者及其亲属强调严格遵循诊疗计划的重要性,不可擅自更改用药和停止治疗;告知激素及细胞毒药物的作用、可能出现的不良反应和服药的注意事项,鼓励患者配合治疗。

4. 预防和控制感染　本病部分患者发病与上呼吸道感染和皮肤感染有关,且患病后免疫功能低下,易发生感染,故应重视预防感染,避免受凉、感冒,注意个人卫生。

第三节　慢性肾衰竭患者护理和健康教育

一、概述

慢性肾脏病是指各种原因引起的慢性肾结构和功能障碍(肾病史＞3 个月),包括肾小球滤过率正常和不正常的病理损伤、血液或尿液成分异常,以及影像学检查异常,或不明原因的肾小球滤过率下降(＜60 ml/min)超过 3 个月的肾病,而广义的慢性肾衰竭则是指慢性肾病引起的肾小球滤过率下降及与此相关的代谢紊乱和临床症状组成的综合征。

二、护理评估

1. 病史

(1)患病及治疗经过:患者一般有多年的原发性慢性肾病史或继发性慢性肾病史,因此,应详细询问其患病经过,包括首次发病前有无明显的诱因、有无病情加重及诱因,疾病类型、病程长短、主要症状及特点。了解既往治疗及用药情况,包括药物的种类、剂量、用法、疗程、疗效及不良反应等。

(2)目前病情及一般情况:询问患者目前的主要症状特点,有何伴随症状及并发症等。有无存在以下症状和(或)体征,如畏食、恶心、呕吐、腹胀、腹痛、血便,头晕、胸闷、气促,皮肤瘙痒、鼻出血、牙龈出血、皮下出血、女患者月经过多,下肢水肿、少尿等。病情是否加重或出现新的症状等。

(3)生活史:包括生活方式和饮食方式。了解患者的日常工作和生活是否规律、个人卫生情况等。了解患者的食欲和饮食习惯,有无特殊喜好如喜食较咸食物,每天液体的摄入量。

2. 身体评估　此病患者的体征通常为全身性的,应协助医师做好全身各系统的体检,包括患者精神意识状态,有无兴奋、淡漠、嗜睡等精神症状;生命体征是否正常;有无贫血貌,皮肤有无瘀斑、出血点、尿素霜的沉积;有无水肿及其部位、程度与特点,有无出现胸腔积液、心包积液或腹部移动性浊音为阳性;有无心率增快、肺底部湿啰音、颈静脉怒张、肝大等心力衰竭的征象;有无血压下降、脉压变小、末梢循环不良、颈静脉压力增高等心脏压塞征;神经反射有无异常;肾区有无叩击痛等。

3. 心理-社会状况评估　慢性肾衰竭患者的预后不佳,治疗费用高昂,尤其是需要行长期透析或行肾移植手术时,患者及其亲属心理及经济压力大,可能会出现多种不良的心理反应,如抑郁、绝望、恐惧等。护理人员应细心观察并耐心与患者及其亲属交谈,以便及时了解他们的心理变化。评估患者的社会支持情况,包括家庭经济状况、家庭成员对该疾病的认识及态度、患者的工作单位及居住地段的社区保健情况。

4. 辅助检查　了解患者血常规结果,有无红细胞计数减少和(或)血红蛋白浓度降低;了解尿常规结果,是否为蛋白尿和(或)血尿;肾功能是否正常;血尿素氮及血肌酐升高的程度,肾小管功能有无异常;血清电解质和二氧化碳结合力的变化;肾影像学检查结果等。

三、护理诊断

1. 营养失调　低于机体需要量与长期限制蛋白质摄入、消化吸收功能紊乱等因素有关。

2. 活动无耐力　与心血管并发症、贫血、水和电解质和酸碱平衡紊乱有关。

3. 有皮肤完整性受损的危险　与体液过多致皮肤水肿、瘙痒、凝血机制异常、机体抵抗力下降有关。

4. 有感染的危险　与机体免疫功能低下、白细胞功能异常、透析等有关。

5. 有受伤的危险　与钙、磷代谢紊乱,肾性骨病等有关。

6. 潜在并发症　水、电解质、酸碱平衡失调,上消化道大量出血,心力衰竭,肾性衰竭、尿毒症肺炎等。

7. 性功能障碍　与本病所致的内分泌功能失调有关。

8. 预感性悲哀　与疾病预后差有关。

四、护理措施

1. 病情观察　①监测患者的肾功能:血尿素氮、血肌酐;②维持水、电解质、酸碱平衡;③严密观察各系统的症状及体征,发现异常及时通知医师,配合医师做出正确处理。

2. 生活护理

(1)休息与活动的护理:首先应评估患者活动的耐受情况,活动时有无疲劳感、胸痛、呼吸困难、头晕;有无血压改变如舒张压升高等,以指导患者控制适当的活动量。慢性肾衰竭患者应卧床休息,避免过度劳累。休息与活动的量视病情而定。①病情较重或心力衰竭者,应绝对卧床休息,并提供安静的休息环境,协助患者做好各项生活护理。②能起床活动的患者,则应鼓励其适当活动,如室内散步、在力所能及的情况下自理生活等,但应避免劳累和受凉。活动时要有人陪伴,以不出现心慌、气喘、疲乏为宜。

一旦有不适症状,应暂停活动,卧床休息。③贫血严重者应卧床休息,并告诉患者坐起、下床时动作宜缓慢,以免发生头晕。有出血倾向者活动时应注意安全,避免皮肤、黏膜受损。④对长期卧床患者应指导或帮助其进行适当的床上活动,如屈伸肢体、按摩四肢肌肉等,指导其亲属定时为患者进行被动的肢体活动,避免发生静脉血栓或肌肉萎缩。

(2)皮肤护理:首先应评估皮肤情况,包括皮肤的颜色、弹性、温湿度及有无水肿、瘙痒,检查受压部位有无发红、水疱、感染、脱屑及尿素霜等。避免皮肤过于干燥,应以温和的肥皂和沐浴液进行皮肤清洁,淋浴后涂上润肤剂,以避免皮肤瘙痒。指导患者修剪指甲,以防皮肤瘙痒时抓破皮肤,造成感染。必要时,遵医嘱给予抗组胺类药物和止痒剂,如炉甘石洗剂等。如患者有水肿,应指导其抬高水肿部位,且每 2 小时改变体位 1 次。

3. 饮食护理　合理的营养膳食调配不仅能减少体内氮代谢产物的积聚及体内蛋白质的分解,以维持氮平衡,而且还能在维持营养、增强机体抵抗力、减缓病情发展、延长生命等方面发挥其独特的作用,因此,饮食治疗在慢性肾衰竭的治疗中具有重要的意义。

(1)蛋白质:根据患者的肾小球滤过率来调整蛋白质的摄入量。当肾小球滤过率<50 ml/min 时,应限制蛋白质的摄入,且饮食中 50% 以上的蛋白质是优质蛋白,即富含必需氨基酸的蛋白质,如鸡蛋、牛奶、瘦肉等,一般认为每天摄入 0.6～0.8 g/kg 的蛋白质可维持患者的氮平衡。当内生肌酐清除率<5 ml/min 时,每天蛋白质摄入量不应超过 20 g 或 0.3 g/kg,此时需经静脉补充必需氨基酸;当内生肌酐清除率为 5～10 ml/min 时,每天蛋白质摄入量为 25 g 或 0.4 g/kg;内生肌酐清除率为 10～20 ml/min 者则每天为 35g 或 0.6 g/kg;内生肌酐清除率>20 ml/min 者每天可给予 40 g 或 0.7 g/kg 的优质蛋白。尽量少食植物蛋白,如花生、豆类及其制品,因其含非必需氨基酸多。米、面中所含的植物蛋白也要设法去除,如可部分采用麦淀粉作主食。

(2)热量:供给患者足够的热量,以减少体内蛋白质的消耗。主要由糖类和脂肪供给。为摄入足够的热量,可给予较多的植物油和糖,同时应注意供给富含维生素 C 和 B 族维生素的食物。对已开始透析的患者,应改为透析饮食。

(3)改善患者食欲:根据病情适当增加活动量,提供色、香、味俱全的食物,提供整洁、舒适的进食环境,进食前休息片刻,少量多餐。慢性肾衰竭患者胃肠道症状较明显,口中常有尿味,应加强口腔护理。可给予硬的糖果、口香糖来刺激食欲,减轻恶心、呕吐。

(4)营养状况:定期监测患者的体重变化、血清白蛋白和血红蛋白水平等,以了解其营养状况。

(5)必需氨基酸疗法的护理:必需氨基酸疗法主要用于低蛋白饮食的肾衰竭患者和蛋白质营养不良问题难以解决的患者。以 8 种必需氨基酸配合低蛋白、高热量的饮食治疗尿毒症,可使患者达到正氮平衡,并改善症状。必需氨基酸有口服制剂和静脉滴注剂,能口服者以口服为宜。静脉输入必需氨基酸时应注意输液速度。若有恶心、呕吐时应给予镇吐药,同时减慢输液速度。切勿在氨基酸内加入其他药物,以免引起不良反应。

4. 用药护理　积极纠正患者的贫血,遵医嘱应用促红细胞生成素,观察用药后反应,如头痛、高血压、癫痫发作等,定期查血红蛋白和血细胞比容等。遵医嘱应用降压药、强心药等。有发生感染危险或已发生感染的患者,遵医嘱合理使用对肾无毒性或毒性低的抗菌药物,并观察药物的疗效和不良反应。

5. 防治感染的护理　监测感染征象,注意患者有无体温升高、寒战、疲乏无力、食欲下降、咳嗽、咳脓性痰、尿路刺激征、白细胞计数增高等;准确留取各种标本如痰液、尿液、血液等送检。积极配合医师采取切实可行的措施,预防感染的发生,具体措施如下:①有条件时将患者安置在单人房间,病室定期通风并做空气消毒。②各项检查治疗严格无菌操作,避免不必要的检查,特别注意有无留置静脉导管和留置尿管等部位的感染。③加强生活护理,尤其是口腔及会阴部皮肤的卫生。卧床的患者应定期翻身,指导有效咳痰。④教导患者尽量避免去公共场所。⑤接受血液透析的患者,其乙型病毒性肝炎和丙型病毒性肝炎的发生率明显高于正常人群,故应进行乙肝疫苗的接种,并尽量减少输注血液制品。

6. 心理护理　积极对患者进行心理疏导,消除其负性情绪,使患者能积极配合治疗和护理。

五、健康教育

1. 疾病知识指导　向患者及其亲属讲解慢性肾衰竭的基本知识,坚持积极治疗,消除或避免加重病情的各种因素,可以延缓病情进展,提高生存质量。指导其亲属参与患者的护理,给患者以情感支持,使患者保持稳定、积极的情绪状态。

2. 治疗指导与定期随访　遵医嘱用药,避免使用肾毒性药物,不要擅自停药或自行用药。向患者解释有计划地使用血管以及尽量保护前臂、肘部等部位的大静脉,对于以后进行血液透析治疗的重要性,以使患者理解并配合治疗。已行血液透析者应指导其保护好动静脉瘘管,腹膜透析者保护好腹膜透析管道。定期复查肾功能、血清电解质等。

3. 合理饮食,维持营养　强调合理饮食对治疗本病的重要性,指导患者严格遵从慢性肾衰竭的饮食原则,尤其是蛋白质和水钠限制,强调保证足够热量供给的重要性,教会其选择适合自己病情的食物品种及数量。有高钾血症时,应限制含钾量高的食物。

4. 维持出、入液量平衡　指导患者准确记录每天的尿量和体重,并根据病情合理控制水、钠的摄取。指导患者自我监测血压,每天定时测量,血压以控制在 150/90 mmHg 以下为宜。若血压升高、水肿和少尿时,则应严格限制水、钠摄入。

5. 预防感染　根据病情和活动耐力进行适当的活动,以增强机体的抵抗力,但需避免劳累,做好防寒保暖。注意个人卫生。注意室内空气清洁,经常开窗通风,但避免对流风。避免与呼吸道感染者接触,尽量避免去公共场所。指导患者监测体温变化,及时发现感染征象并及时就诊。

第12章

乳腺疾病患者护理和健康教育

第一节　急性乳腺炎患者护理和健康教育

一、概述

急性乳腺炎是乳腺的急性化脓性感染,绝大部分发生在产后哺乳的妇女,尤以初产妇多见,发病常在产后 3～4 周。

二、临床表现

初期患者乳房肿胀、疼痛;患处出现压痛性硬块,表面皮肤红热;同时可出现发热等全身症状。炎症继续发展,则上述症状加重,此时,疼痛呈搏动性,患者可有寒战、高热、脉搏加快等。患侧腋窝淋巴结常肿大,并有压痛。白细胞计数明显增高及核左移。炎症肿块常在数日内软化形成脓肿,表浅的脓肿可触及波动,深部的脓肿需穿刺才能确定。乳腺脓肿可以是单房性的,也可因未及时引流而扩展为多房性的,或自外穿破皮肤,或脓肿破溃入乳管形成乳头溢脓;同一乳房也可同时存在数个病灶而形成多个脓肿。深部脓肿除缓慢向外破溃外,也可向深部穿至乳房与胸肌间的疏松组织中,形成乳房后脓肿。严重急性乳腺炎可导致乳腺组织大块坏死,甚至并发败血症。

三、护理措施

1. 评估要点

(1)病因及诱因:除全身抵抗力下降外,主要是乳汁淤积和细菌入侵。

(2)症状与体征:病初时乳房胀痛,进一步发展呈搏动性疼痛,乳房出现痛性硬块,患侧腋窝淋巴结肿大,并有压痛。出现寒战、发热、脉快等全身中毒症状。

2. 护理要点

(1)护理问题:体温过高,疼痛。

（2）护理措施

1）积乳的处理：协助抽吸积乳，改善乳汁淤积。

2）乳房炎症的控制：遵医嘱应用抗生素。炎症早期用热毛巾或热水袋敷于患处，温度应适宜，避免出现烫伤。高热时行物理降温或药物降温。

3）疼痛的护理：为减轻对患侧乳房触碰而加重疼痛，注意给患者取舒适的卧位，协助患者翻身及日常生活料理。对于乳腺炎肿胀出现的疼痛，可给予镇痛药物。当出现搏动性疼痛时，说明脓肿已形成，切开引流后疼痛将减轻。

4）脓肿切开引流的护理。

四、健康教育

1. 产妇要养成良好的喂养习惯，做到定时哺乳。

2. 每次应将乳汁吸空，如有淤积，可用吸乳器或按摩排出乳汁。

3. 注意婴儿口腔卫生，及时治疗口腔疾病。

4. 哺乳期注意防止乳头损伤，积极治疗乳头皲裂。

第二节　乳腺癌患者护理和健康教育

一、概述

乳房的恶性肿瘤绝大多数是源于乳腺的上皮组织（乳腺癌），少数可源自乳房的各种非上皮组织（各种肉瘤），偶可见到混合性的癌肉瘤。乳腺癌的发病率及死亡在世界上有较为明显的地域性差异，以西方国家发病率为高（尤其在美国，已占妇女恶性肿瘤发病率的首位），而东南亚国家的发病率较低。在我国，据统计报道，发病率仅次于宫颈癌，人群发病率为 23/10 万，占全身各种恶性肿瘤的 7%～10%。

二、临床表现

乳腺癌最早的表现是患乳出现单发的、无痛性并呈进行性生长的小肿块。肿块位于外上象限最多见（45%～50%），其次是乳头、乳晕区（15%～20%）和内上象限（12%～15%）。肿块质地较硬，表面不光滑，边界不清楚，活动度差。因多无自觉症状，肿块常是患者在无意中（如洗澡、更衣）发现的。少数患者可有不同程度的触痛或刺激和乳头溢液。肿块的生长速度较快，侵及周围组织可引起乳房外形的改变，出现一系列体征。如癌组织累及连接腺体与皮肤的 Cooper 韧带，使之收缩并失去弹性，可导致肿瘤表面皮肤凹陷;邻近乳头的癌肿因侵及乳管使之收缩,可将乳头牵向癌肿方向;乳头深部的肿瘤可因侵入乳管而使乳头内陷。癌肿较大者,可使整个乳房组织收缩,肿块明显凸出。癌肿继续增长,表面皮肤可因皮内和皮下淋巴管被癌细胞堵塞而引起局部淋巴水肿,由于皮肤在毛囊处与皮下组织连接紧密,淋巴水肿部位可见毛囊处出现很多点状凹陷,形成所谓"橘皮样"改变。这些都是乳腺癌的重要体征。

乳腺癌发展至晚期,表面皮肤受侵犯,可出现皮肤硬结,甚者皮肤破溃形成溃疡,此种恶性溃疡易出血,伴有恶臭,经久不愈,边缘外翻似菜花状。癌肿向深层侵犯,可侵入胸筋膜、胸肌,致使肿块固定于胸壁而不易推动。

乳腺癌的淋巴转移多表现为同侧腋窝淋巴结肿大,初为散在、无痛、质硬,数目较少,可被推动,以后肿大的淋巴结数目增多,互相粘连成团,与皮肤或腋窝深部组织粘连而固定,如腋窝主要淋巴管被癌细胞栓塞,可出现患侧上肢淋巴水肿。胸骨旁淋巴结位置较深,通常要在手术中探查时才能确定有无转移。晚期,锁骨上淋巴结亦肿大、变硬。少数患者可出现对侧腋窝淋巴结转移。

乳腺癌的远处转移,至肺时,可出现胸痛、气促、胸腔积液等;椎骨转移时,出现患处剧痛甚至截瘫;肝转移时,可出现黄疸、肝大等。

需要注意的是,某些特殊形式的乳腺癌(如炎性乳腺癌和乳头湿疹样癌),其发展规律和临床表现与一般乳腺癌有所不同。

炎性乳腺癌并不多见,一般发生在青年妇女,尤其是在妊娠期或哺乳期。此型癌发展迅速,病程凶险,可在短期内迅速侵及整个乳房,患乳淋巴管内充满癌细胞栓子。临床特征是患乳明显增大,皮肤充血、发红、发热犹如急性炎症。触诊扪及整个乳房肿大、发硬,无明显局限性肿块。癌细胞转移早且广,对侧乳房亦常被侵及。预后极差,患者常在发病后数月内死亡。

乳头湿疹样癌很少见。恶性程度低,发展缓慢。原发病灶在乳头区的大乳管内,逐步移行至乳头皮肤。初期症状是乳头刺痒、灼痛,呈变性湿疹样改变,乳头和乳晕皮肤发红、糜烂、潮湿,有时覆有黄褐色的鳞屑样痂皮,揭掉痂皮又出现糜烂面。病变皮肤发硬,边界尚清。随病变发展,可出现乳头凹陷、破损,淋巴结转移出现很晚。

三、治疗

乳腺癌的治疗方法和措施较多,包括手术、放射治疗、化学治疗、内分泌治疗等。目前大都采用以手术为主的综合治疗。

1. 手术治疗　根治性切除乳腺癌的手术疗法已有百年历史,目前仍是乳腺癌治疗的主要手段,而且对早期尚无腋窝淋巴结转移的乳腺癌疗效最为满意,据统计,5年生存率可达到 80% 左右。关于乳腺癌的手术范围近年来有许多改进,亦存在很多的争议,目前倾向于尽量保留乳腺的小范围手术,并视病情采取综合治疗,以期减少患者的创伤和痛苦,提高患者的生存质量。

传统的乳腺癌根治术是将整个患侧乳房、胸大肌、胸小肌及同侧腋窝淋巴结、脂肪组织整块切除;由于位置在内侧象限的癌肿,胸骨旁淋巴结癌转移的概率较大,因而产生了乳腺癌的扩大根治术式,即在根治术的基础上,切除患侧的第 2~4 肋软骨及相应的肋间肌,将胸廓内动、静脉及胸骨旁淋巴结链一并清除。大量的国内外回顾性调查和分析提示,乳腺癌根治切除或扩大根治切除并不能有效地提高患者的 5 年或 10 年生存率,而对患者的生理和心理的致残却是明显的。术后生存率及预后并不取决于手术方式,而与癌肿的生物学特性和机体的免疫反应,尤其是局部淋巴结转移的程度有密切关系。为此,目前外科多采用保留胸肌的改良根治术,即将患乳切除加腋窝淋巴结清扫。近年国外学术界又新兴起了对早期乳腺癌施行保留乳腺的部分乳房切除术,术后辅以局限性放射治疗,有报道认为具有与改良根治性手术相同的效果。此术式目前国内尚未作为常规术式施行。在我国,根据近年出版的《中国常见恶性肿瘤诊治规范》,乳腺癌的治疗,无论选用何种术式,都必须严格掌握以根治为主、保留功能及外形为辅的原则。鉴于上述原则,有关乳腺癌术式的选择,以下方案可作为一般临床参考:根据临床分期,对于 Ⅰ 期和 Ⅱ 期尚无淋巴结肿大者,可采用改良根治切除术,术后根据有无淋巴结癌转移,决定是否加用放射治疗;对于 Ⅱ 期晚及 Ⅲ 期乳腺癌,可采用根治性切除术,术后根据腋窝淋巴结转移的数目及范围,决定是否加用放射治疗和化学治疗;对于 Ⅲ 期晚的乳腺癌,或因重要脏器功能不全、年老体弱、合并其他疾病不能耐受根治性手术者,或局部病灶晚期破溃、出血者,可选择患乳单纯切除的姑息性手术,术后可配合放射治疗或化学治疗;对于 Ⅳ 期乳腺癌则不宜施行手术,可根据情况采用内分泌药物、化学药物治疗,必要时辅以放射治疗。

2. 放射治疗　通常用于手术后,以防止局部复发。如手术后证实已有淋巴结转移,应于术后 2~3 周,在锁骨上、胸骨旁或腋窝区等进行放射治疗。对于晚期乳腺癌的放射治疗,可使瘤体缩小,有的甚至可使不宜手术的乳腺癌转移为可手术切除。对于孤立性的局部复发病灶,以及乳腺癌的骨骼转移灶均有一定的姑息性疗效,但对早期乳腺癌确无淋巴转移的患者,不必常规进行放射治疗,以免损害人体免疫功能。

3. 内分泌治疗　内分泌治疗的不良反应比化学治疗少,疗效较持久,凡不宜手术或放射治疗的原发晚期乳腺癌,雌激素受体测定阳性者,可单独或合并内分泌治疗。激素的效用与患者的年龄,特别是否已经绝经有很大关系,故所用药物及手段因月经情况而异。绝经前(或闭经后 5 年以内)患者的治疗:①去势疗法,包括手术去势(卵巢切除)和放射去势(X 线照射卵巢)。前者用于全身情况较好、急需内分泌治疗生效者,后者用于全身情况差、难于耐受手术者。②激素药物疗法,丙酸睾酮 100 mg 肌内注射,每日 1 次,连用 5 次后,减为每周 3 次,视症状缓解情况及全身反应可减量使用,持续 4 个月左右,如用药 6 周无效,可停用;二甲睾酮,为睾酮的衍生物,作用较丙酸睾酮强 2.5 倍,可供口服,每日 150~300 mg;三苯氧胺 20mg,口服,每日 1 次。对于绝经后(闭经 5 年以上)患者的治疗,根据需要,选用以下药物:三苯氧胺 10 mg,口服,每日 2 次;己烯雌酚 1~2 mg,口服,每日 3 次。

4. 化学药物治疗　对乳腺癌患者的大量长期随访发现,凡腋窝淋巴结有转移者,虽经手术后放射治疗,5 年内仍有 2/3 的患者出现癌复发。若受侵犯的淋巴结达到或超过 4 个,则复发率更高,从而提示大多数患者在接受手术或放射治疗时,实际上已有血供性播散存在。因此,化学药物抗癌治疗是一种必要的全身性辅助治疗,常用的药物有氟尿嘧啶 500 mg,静脉滴注,隔日 1 次,10 g 为 1 个疗程;塞替派 10mg,肌内注射或静脉注射,每日或隔日 1 次,200~300 mg 为 1 个疗程。近年多采用联合用药,如 CMF 化学治疗方案,即环磷酰胺、甲氨蝶呤、氟尿嘧啶,一般可降低术后复发率 40% 左右,但要求连续应用 5~6 个疗程,旨在癌细胞的不同增殖周期予以杀灭。

化学治疗期间应经常检查肝功能和白细胞计数,如白细胞计数降至 $3 \times 10^9/L$ 以下,应延长间隔时间,必要时甚至停药。

四、护理措施

乳腺癌是女性常见的恶性肿瘤,多数起源于乳腺管上皮,少数发生于腺泡。多发于 40~60 岁的妇女,其中以更年期和绝经期前后的妇女尤为多见。

1. 评估要点

(1)病因及诱因:病因尚不完全清楚。易发生乳腺癌的高危群体有:①40 岁以上者;②未生育、晚生育或未哺乳者;③月经初潮早于 12 岁,绝经晚于 52 岁者;④家族有乳腺癌倾向者及有卵巢或子宫原位癌病史者。

(2)症状与体征

1)乳房肿块,无痛性单发乳房肿块。

2)乳房外形改变,病灶局部凸起,皮肤出现橘皮样改变;晚期肿块外突明显,出现多发结节围绕原发灶;癌肿破溃呈菜花状,分泌物恶臭。

3)乳头溢液,其液体以血性分泌物多见。

4)淋巴结肿大,早期为散在、质硬、无痛、易推动的结节;晚期淋巴结肿大,相互粘连、融合。

2．护理要点

（1）护理问题：潜在并发症皮下积液，皮瓣坏死，上肢水肿；焦虑。

（2）护理措施

1）严密观察生命体征，防止休克发生。

2）伤口的护理：术后要特别注意保持引流通畅，包扎松紧度应适宜，避免过早外展术侧上肢。积液要及早发现，及时穿刺或引流排出，并加压包扎。

3）预防皮瓣坏死的主要措施是观察创面，勿加压包扎过紧，及时处理皮瓣下积液。

4）上肢水肿：避免在术侧上肢静脉穿刺，测量血压。卧床时将患侧手臂抬高，能够预防或减轻上肢肿胀。

5）患侧上肢的康复训练：术后制订患侧上肢康复训练计划，使患者患肢尽快恢复功能。

五、健康教育

1．要大力宣传、指导、普及妇女乳房自查技能，每个月定期施行乳房自我检查。

2．术后患者按期进行另一侧乳房及手术区域的自我查体，或请医师检查，以便早期发现、复发、转移病灶，及早治疗。

3．出院后患侧上肢仍不宜搬动、提拉重物，避免测血压、静脉穿刺，坚持患侧上肢的康复训练。

第13章

肿瘤患者护理和健康教育

一、概述

肿瘤是机体细胞在各种内、外有害因素作用下过度增生并异常分化所形成的新生物,其发病率为 $100\sim300/10$ 万,我国年新发病例约有 120 万,每年死于恶性肿瘤病例约有 90 万。随着疾病谱的变化,恶性肿瘤已成为人类主要死因之一,分别位居男、女死亡顺位第 2 和第 3。

二、临床表现

肿瘤临床表现取决于肿瘤的性质、发生组织、所在部位及发展程度,一般早期多无明显症状。

1. 局部症状

(1)肿块:常为浅表肿瘤第一症状,依性质不同,其硬度及活动度不同。

(2)疼痛:由于肿块膨胀性生长、破溃或感染等,使末梢神经或神经干受到刺激或压迫所致,表现为局部刺痛、跳痛、灼痛、隐痛或放射痛,常难以忍受,尤其夜间为甚。

(3)溃疡:因体表或胃肠道肿瘤生长过速,血供不足,继发坏死或感染而溃烂。恶性肿瘤常呈菜花状或肿块表面溃疡,可有恶臭及血性分泌物。

(4)出血:因肿瘤破溃、血管破裂所致。出血表现因肿瘤部位不同而各异。

(5)梗阻:肿瘤膨胀后造成空腔器官阻塞。其临床表现因梗阻部位和程度不同而各异。

(6)转移症状:区域淋巴结转移可使淋巴结肿大,其相应静脉回流受阻,可出现肢体水肿或静脉曲张;骨转移可引起疼痛、硬结,甚至病理性骨折;肺、肝、胃转移可出现癌性或血性胸腔积液、腹水。

2. 全身症状 良性及恶性肿瘤早期多无明显全身症状,晚期则出现明显全身症状,包括严重贫血、消瘦、恶病质等。

三、护理评估

1. 病史询问　①有无不健康的行为及生活方式,如长期大量吸烟、酗酒等;②近期是否遭受重大生活事件,如丧偶、丧子、离婚、下岗等;③有无慢性炎症、溃疡等疾病史;④有无病毒、细菌、寄生虫感染史;⑤所处的工作及生活环境(是否有致癌物暴露);⑥饮食及营养情况,如是否进食霉变食物、腌制食品等。

2. 心理社会评估　包括:①患者的性格;②对告知诊断的心理承受能力;③患者及家庭对疾病诊断、检查、治疗及预后的情绪反应、伴随疾病的悲伤过程;④患者与家属的沟通情况、家庭关系及社会关系;⑤患者的经济来源及家庭经济承受力、其社会支持系统能否为其提供足够的身心支持;⑥患者及家属对疾病相关知识的了解程度等。

3. 生理评估　①肿瘤肿块硬度、活动度、边界是否清楚;②疼痛的性质、程度及范围;③食欲、进食量、体重;有无面色苍白、眩晕、疲乏等贫血征象;④体温、皮肤黏膜、口腔、咽喉、会阴、皮下淋巴结等有无细菌或真菌感染征象;⑤消化道、阴道、泌尿道、皮肤黏膜有无出血征象;⑥有无全身转移症状;⑦放射治疗、化学治疗不良反应;⑧各种检查结果评估:包括实验室检查、影像学检查、病理学检查等。

四、护理诊断/问题

1. 焦虑恐惧　与癌症诊断、担心复发、惧怕死亡有关。
2. 营养失调,低于机体需要量　与机体消耗增加、摄入减少有关。
3. 舒适改变　与疼痛,放射治疗、化学治疗不良反应有关。
4. 活动无耐力　与疲乏、恶病质有关。
5. 潜在性暴力行为　与剧烈疼痛、绝望感有关。
6. 自我形象紊乱　与体形改变、残疾、丧失劳动力有关。
7. 知识缺乏　关于癌症预防和自我照顾方面的知识缺乏。
8. 潜在的并发症:感染　与抵抗力下降、骨髓抑制有关。

五、护理目标

1. 了解焦虑、恐惧的原因及应对策略。
2. 维持机体营养状况的平衡。
3. 疼痛和不适感得到缓解。
4. 疲乏感减轻或能够适应已存在的疲乏感。

5. 及时发现并防止潜在暴力行为。

6. 正确认识并接受体形改变、残疾及劳动力丧失等。

7. 了解肿瘤预防及自我照顾的有关知识和方法。

8. 及早发现并处理感染征象。

六、护理措施

1. 一般护理

（1）心理护理

1）患病期间心理护理：肿瘤患者患病期间常经历哀伤反应、罪恶感及孤独感等心理变化。其哀伤反应分为 5 期。

震惊和否认期：刚得知患癌症信息时，患者大多不能接受这一事实而感到震惊，严重者可出现晕倒。震惊之余，会否认或怀疑癌症诊断的可靠性。否认心理是患者面对困扰的自我保护机制，但持续时间过长易导致延误治疗。护士应注意关心、同情患者，允许其有一段时间接受现实；不阻止其情绪发泄，并耐心细致回答患者的提问。

愤怒期：当患者发现癌症事实已无可否认时，常表现出极大的愤怒，对什么都看不顺眼，感到任何人都对不起他，常怨天尤人，迁怒于家属及医护人员。护士应表现出严肃及关心的态度，不要谈笑风生；鼓励诉说内心感受并耐心倾听，以减轻其焦虑程度；理解并接受患者的情绪反应和行为，同时向家属说明患者愤怒的原因，让家属理解患者的行为。

磋商期：经过一段时间的愤怒发泄后，患者发现愤怒于事无补，会慢慢平静下来，进入"讨价还价"阶段，祈求多活些日子，以完成未了的心愿及工作，或争取多一些时间寻求名医、偏方，以延长或挽救生命。此期患者求生欲很强，护士应加强健康教育，解释各种治疗程序、效果及不良反应，使患者能够努力配合医疗，积极应对治疗带来的不良反应。

忧郁期：治疗过程中，若出现难以忍受的不良反应或治疗效果不佳导致癌症复发或病情加重时，患者会感到无助或绝望，表现出畏缩、悲伤、哭泣、沉默、不吃不喝，甚至有自杀的念头。护士应对已透露自杀意念者的行为保持警觉性，一方面积极安慰、鼓励和关心患者，帮助其树立生活的信心，另一方面加强防范措施，如加强巡视、避免患者独处、增加探视时间及次数等。

接受期：患者经过内心激烈的挣扎和奋斗后，情绪逐渐变得平静，能够正确面对现实，重新调整生活步调，理智地配合治疗。护士应继续利用沟通技巧，如倾听等，予以心理支持；同时主动发现并满足其身心需要。

2)治疗期间的心理反应:由于对肿瘤治疗方法、效果、常见不良反应等缺乏了解,患者常因对预后不确定而感到恐惧,担心手术是否顺利、肿瘤能否彻底切除、癌症是否会复发,甚至对放射治疗、化学治疗引起的不适感到非常恐惧。肿瘤手术常影响机体正常功能,造成失语、截瘫、假肢、失明、功能改变(如人工肛门),甚至体形改变或毁容(如秃头),患者精神压力很大。此外,长期治疗需大笔医疗费用,治疗期间对家庭及单位造成的劳务和经济负担、体力虚弱造成对他人的依赖、因疾病引起的生活或工作上的变化,以及对疼痛的恐惧等都会使患者经历复杂的焦虑和恐惧心理,在缺乏家庭及社会关怀的情况下易产生绝望心理,甚至有自杀倾向。护士应耐心、细致地做好有关肿瘤知识的宣传,讲明治疗的目的、方法、效果及常见不良反应,尤其应重视指导患者应对疾病及各种变化的策略,以高度的同情心和责任感,热诚关心患者,尊重患者人格,避免不当言行造成其心灵上的伤害,同时加强与患者家属及单位的沟通,强化其社会支持系统,共同帮助患者正确面对现实,树立战胜疾病的信心。在告知患者癌症诊断前,注意评估其心理承受能力,告知后应及时提供心理援助;治疗过程中注意创造轻松、愉快的休养环境,适当组织一些文娱活动及治愈患者的现身说法等,消除沉闷气氛,促进患者身心康复;鼓励患者适当活动和锻炼,进行力所能及的生活自理或部分自理,增强机体活力,提高其自信心;指导患者重新安排生活,鼓励其参与社会活动和部分工作,振奋精神、增强信心,促进其生活质量的提高和回归社会的能力。

(2)营养支持:正常人在饥饿状态下能量消耗减少,但恶性肿瘤患者即使摄入量减少,其新陈代谢率也持续升高,使患者处于不同程度的应激状态下,能量需求可增加100%~200%。此外,肠瘘、放射治疗、化学治疗造成的明显的消化道不良反应、口腔及胃肠道黏膜炎症、溃疡、味觉异常以及口腔干燥等均可致营养摄入障碍,导致患者营养状况低下,影响机体组织的修复。在肿瘤治疗的过程中应重视营养护理,提高机体抵抗力和对治疗的耐受力。①宣传加强营养对促进康复、增强治疗耐受性的重要性,鼓励患者进食高蛋白、高糖类、高维生素、清淡、易消化饮食,放射治疗、化学治疗期间可采取超食疗法,给予浓缩优质蛋白质。②有消化道症状者予以少吃多餐;通过增加食物的色、香、味,创造愉快舒适的就餐环境刺激患者食欲;餐前适当控制疼痛及恶心、呕吐,口腔炎者予以乳类食品减轻创面刺激,消除摄入障碍因素,增加进食量。③必要时遵医嘱输血、白蛋白、血浆等,或给予要素饮食鼻饲、完全胃肠外营养,纠正负氮平衡。④术后根据不同病情宣传、解释营养要求和意义,指导患者及家属调整饮食,满足患者的营养需要。

(3)疼痛管理:疼痛是晚期癌症患者常见的症状之一。晚期癌痛严重危害患者休息、睡眠、食欲及情绪。研究发现,疼痛是造成癌症患者恐惧的主要原因之一,有时患者对疼痛的恐惧胜过对死亡的恐惧。持续疼痛不仅影响患者的正常活动,而且随时提醒其癌症的存在和死亡的来临,造成患者严重的心理变化,尤其在疼痛长时间持续且逐渐加重时,患者常失去生存希望,甚至以自杀解脱,护士应加强疼痛护理。①行为心理护理,如分散注意力、音乐疗法、放松疗法等,有助于提高疼痛耐受性,减轻痛觉,增强药物镇痛效果。②根据医嘱予以三阶梯复合用药镇痛。一级镇痛用于疼痛较轻或初始疼痛的患者,以口服非麻醉性镇痛药,如阿司匹林等解热消炎镇痛药为主;二级镇痛用于上述药物不能控制或中度持续性疼痛者,予以弱麻醉性镇痛药,如布桂嗪、可待因等口服;三级镇痛用于疼痛剧烈、上述药物镇痛无效者,给予吗啡、哌替啶等强麻醉药口服或注射。

(4)并发症的预防:①压疮的预防。晚期癌症患者由于体质衰弱而长期卧床,加之营养不良、肢体水肿、瘫痪、肠瘘等,极易发生压疮,一旦形成则迅速扩展不易愈合,应加强皮肤护理。②感染的预防。由于身体虚弱、放射治疗或、化学治疗骨髓抑制作用使免疫力降低、抵抗力下降,加之静脉输液、动静脉插管化学治疗、安置引流管等侵入性治疗也增加感染机会,需保持病室环境清洁卫生,严格无菌操作及消毒隔离制度,避免交叉感染;定时胸部物理治疗,注意保暖,防止肺部感染或肺不张;表浅肿瘤继发坏死感染者,予以高锰酸钾溶液冲洗,及时更换敷料及衣、被。③其他并发症的预防。晚期患者常出现发热、便秘或大小便失禁、病理性骨折、大出血等,应加强预防措施及病情观察。

2. 手术治疗的护理

(1)术前准备:除术前护理常规外,注意备皮动作要轻柔,避免多次检查及挤压瘤体,造成癌细胞脱落及扩散;结、直肠癌患者肠道准备时间较长者需注意防止虚脱;向患者及家属宣传术后功能锻炼及训练的意义,教会其锻炼方法。

(2)术后护理:除常规术后护理外,应加强重建器官自理及功能训练,以防止手术所致器官、肢体残缺造成的自理能力低下或失用性萎缩;指导并训练患者及家属进行重建器官的自理,教会患者自行处理方法,提高其自我照顾能力和自信心;指导患者循序渐进,根据手术种类及部位不同进行相应的功能锻炼,防止过度活动造成损伤;出院时提出继续训练及锻炼的要求,以提高疗效。

3. 放射治疗患者的护理

(1)全身反应的护理:放射线照射后数小时很多患者出现头晕、乏力、厌食、恶心、呕吐等不良反应及骨髓抑制,照射后嘱患者静卧 30 min 对预防全身反应有一定帮助;照射前、后 30 min 内禁食可避免条件反射性厌食;鼓励患者多饮水(每日 2000～4000ml),必要时遵医嘱补液,促进毒素排泄;加强营养,设法增强患者食欲,补充大量

B 族维生素及维生素 C,必要时遵医嘱适当补充白蛋白、氨基酸、新鲜血浆等,口服升白细胞及血小板药物,促进血细胞的再生;常规每周查血象 1~2 次,以便及时发现并治疗骨髓抑制。

(2)局部反应的护理

1)皮肤反应:放射线照射后,患者常出现不同程度的皮肤损害,轻者出现红斑、灼痛、刺痒感、脱屑等干反应,甚至高度充血、水肿,产生水疱、糜烂等湿反应;重者形成溃疡或坏死,难以愈合。为避免或减轻皮肤反应,应加强照射野皮肤保护。①选择柔软、宽松、吸湿性强的内衣;②保持照射野皮肤清洁、干燥;③切忌用肥皂、粗毛巾擦拭;④禁涂碘酊、乙醇等刺激性药物;⑤避免各种冷、热刺激(如热敷);⑥防止阳光直射;⑦脱屑者切忌撕皮;⑧使用电剃须刀,以防加重皮肤损伤;⑨干反应者予以薄荷淀粉或冰片止痒,湿反应者涂 2%甲紫、冰片蛋清等。

2)口腔黏膜反应:一般口腔照射后 10 d 左右开始出现口腔黏膜水肿,15 d 左右黏膜充血、水肿、疼痛,唾液分泌减少,自觉口干;20 d 左右出现假膜及味觉丧失,常需 3 周左右才能恢复正常。头颈部照射前应指导患者洁齿、拔除坏牙;保持口腔清洁,用软毛刷刷牙,每日行生理盐水含漱 4 次,出现假膜时改用 1.5%过氧化氢溶液含漱;避免食物过冷或过热;口干时予以甘草水漱口或饮用麦冬、金银花水。

3)眼:晶状体被照射后常发生白内障,照射时应遮盖防护;照射后予以鱼肝油滴眼或可的松眼膏保护角膜。

4)其他照射器官反应:包括食管、胃肠道、膀胱、肺、骨髓等肿瘤所在器官或照射野内正常器官各种不良反应,如胃肠道溃疡或出血、血尿、肺纤维变、放射性骨髓炎,甚至瘫痪等的密切观察和相应护理。

4. 化疗病人的护理

(1)常见毒性反应的护理

1)组织坏死的预防及护理:组织坏死因强刺激性药物不慎漏入皮下而致。确保针头或插管在血管内可以有效预防。注药过程中一旦发现药液漏入皮下,应立即停止注药或输药,利用原针头及注射器行多向强力回抽,再注入化学治疗药物相应的解毒药后拔针,最后皮下注射解毒药封闭。通常硫代硫酸钠用于氮芥、丝裂霉素及放线菌素 D 的解毒;碳酸氢钠用于多柔比星和长春新碱的解毒。

2)栓塞性静脉炎的预防:化疗药物注射方法不当可致血管硬化、血流不畅,甚至闭塞。应注意根据疗程长短制订静脉使用计划,有计划交替使用静脉,细心穿刺提高一针见血率;加强静脉保护,药物按要求适当稀释,穿刺血管时先以不含药液的液体引路,药液滴完拔针前以生理盐水滴注后再拔针,减轻药物对血管壁的刺激;严格无菌操作,避免感染性静脉炎。

3)胃肠道反应的护理:化学治疗患者常表现恶心、呕吐、食欲缺乏、腹痛、腹泻等,应做好化学治疗重要性及药物常见不良反应的宣传工作,安慰患者并设法转移其注意力,避免情绪紧张而加重反应程度;为减轻胃肠道反应,可在注入或输入药物中加入镇吐药物,如维生素 B_6、甲氧氯普胺等;严重胃肠道反应患者的化学治疗尽量安排在晚饭后进行,并适当给予镇静镇吐药。

4)骨髓抑制的护理:由于骨髓抑制作用,化学治疗患者常出现白细胞、血小板减少,应常规每周查 1～2 次血象,对白细胞 $<4\times10^9/L$,血小板 $<(50～80)\times10^9/L$ 者,必须暂停化学治疗,根据医嘱补充白蛋白、氨基酸、新鲜血浆等,并给予补血药物,待白细胞和血小板回升后再继续化学治疗。对白细胞 $<1\times10^9/L$ 者须予以保护性隔离,重度骨髓抑制者则进无菌室或层流室内进行严密隔离和精心特级护理;嘱患者防止外伤造成皮肤破损,血小板严重降低者不宜注射;并注意观察有无瘀斑、牙龈出血、鼻出血、血尿和便血等出血征象。

5)肾毒性反应的护理:癌组织崩解易导致高尿酸血症,严重者可形成尿酸结晶,加上多数抗癌药物大剂量应用时,其代谢产物可溶性差,在酸性环境中易形成黄色沉淀物堵塞肾小管,导致肾衰竭。应鼓励患者大量饮水,保持水化状态;必要时遵医嘱予以碳酸氢钠或抑制尿酸形成的别嘌醇以碱化尿液;准确记录出入量,对入量已足而尿少的患者遵医嘱酌情利尿。

6)口腔黏膜反应的护理:大剂量使用抗代谢药物易致严重口腔炎及溃疡,应注意保持患者口腔清洁,酌情予以细菌培养和药敏试验,合并真菌感染者用 3%碳酸氢钠漱口,并用制霉菌素 10 万 U/ml 含漱;疼痛剧烈者可在溃疡面涂以 0.5%金霉素甘油或锡类散,并喷雾 2%利多卡因镇痛。

7)皮肤反应的护理:甲氨蝶呤、巯嘌呤常引起皮肤干燥、色素沉着、全身瘙痒,可用炉甘石洗剂止痒;出现斑丘疹者则涂甲紫预防破溃感染;严重患者出现剥脱性皮炎需行保护性隔离,使用无菌布单。

8)脱发的护理:多柔比星、甲氨蝶呤、环磷酰胺等常引起脱发,影响患者的容貌。护士一方面可采取头皮降温法(即注药前 5～10 min 头部置冰帽,注药后维持 30～40 min)减轻药物对毛囊的刺激;另一方面,应讲明停药后头发可以再生,同时予以及时的心理安慰,帮助患者选择适当的假发掩饰秃头,避免形象改变引起心理平衡失调。

(2)化学治疗护士自我防护:多数抗癌药物对皮肤黏膜、眼睛及其他组织有直接刺激作用,直接接触细胞毒性药物可发生局部毒性反应或过敏反应,也可致癌或致畸。接触细胞毒性化学治疗药的护士,应注意自身防护。有条件的单位应使用特制防毒层流柜配药,防止含毒性微粒的气溶液或气雾外流。操作过程中穿专用长袖防护衣、戴好帽子、口罩及化学治疗手套,必要时戴防护眼镜;所用的注射器、针头、输液器等用后密封,送高温焚化;长期从事化学治疗工作的护理人员应定期体格检查,发现骨髓抑制应及时治疗,严重者暂停化学治疗工作。

七、健康教育

1. 肿瘤发病相关因素及预防措施。

2. 放射治疗、化学治疗常见不良反应及减轻不适反应的方法。

3. 出院后自我照顾(如人工肛门的管理)、自我监测(如乳房自查)及功能训练的方法。

4. 肿瘤复发的征象与及时就诊的重要性和途径。

5. 定期复查的意义和时间等。

参 考 文 献

[1] 刘爱平．循证护理在高职内科护理学教学中的应用探讨．课程教育研究,2019(36):229-230.

[2] 郭杰敏,林芳,王晓,等．基于标准化病人的情境模拟教学对本科护生非技术性技能的影响．护理学报,
2019,26(16):9-12.

[3] 尤黎明,吴瑛．内科护理学.6版,北京:人民卫生出版社,2017.

[4] 邹香妮,王东梅,王淑荣,等．标准化病人在内科护理教学中的应用的研究进展．中国医药导报,2019,
16(21):55-58.

[5] 尤黎明．老年护理学．北京:北京大学医学出版社,2007.

[6] 吴玉洁．高校内科护理学教学中的内科护理学实践应用．教育现代化,2019,6(57):186-188.

[7] 杨靖．内科护理学说课设计．现代医药卫生,2019,35(13):2070-2072.

[8] 尤黎明,吴瑛．内科护理学实践与学习指导．北京:人民卫生出版社,2013.

[9] 邵孝鉷,蒋朱明．急诊医学.2版．上海:上海科学技术出版社,1992.

[10] 陈灏珠．实用内科学．北京:人民卫生出版社,2009.

[11] 李小寒,尚少梅．基础护理学．北京:人民卫生出版社,2015.

[12] 吴欣娟．外科护理学．北京:人民卫生出版社,2017.

[13] 李小妹．护理学导论．北京:人民卫生出版社,2017.

[14] 李乐之,路潜．外科护理学实践与指导．北京:人民卫生出版社,2018.

[15] 张伟英．实用重症监护护理．上海:上海科学技术出版社,2011.

[16] 易声禹,只达石．颅脑损伤诊治．北京:人民卫生出版社,2008.

[17] 周秀华．急救护理学．北京:人民卫生出版社,2001.

[18] 席淑华．实用急诊护理．上海:上海科学技术出版社,2005.

[19] 樊晋,田军．重症胰腺炎患者的肠外营养支持．中华临床医药,2003,4(8):46-47.

[20] 杨巧菊．护理学基础．北京:中国中医药出版社.2019.

[21] 李峥,刘宇．护理学研究方法．北京:人民卫生出版社,2018.

[22] 苏鸿熙．重症加强监护学．北京:人民卫生出版社,2006.

学习培训及学分申请办法

一、《国家级继续医学教育项目教材》经国家卫生和计划生育委员会（现更名为国家卫生健康委员会）科教司、全国继续医学教育委员会批准，由全国继续医学教育委员会、中华医学会联合主办，中华医学电子音像出版社编辑出版，面向全国医学领域不同学科、不同专业的临床医生，专门用于继续医学教育培训。

二、学员学习教材后，在规定时间（自出版日期起1年）内可向本教材编委会申请继续医学教育Ⅱ类学分证书，具体办法如下：

方法一：PC激活

1. 访问"中华医学教育在线"网站 cmeonline.cma-cmc.com.cn，注册、登录。
2. 点击首页右侧"图书答题"按钮，或个人中心"线下图书"按钮。
3. 刮开本书封底防伪标涂层，输入序号激活图书。
4. 在个人中心"我的课程"栏目下，找到本书，按步骤进行考核，成绩必须合格才能申请证书。
5. 在"我的课程"—"已经完成"，或"申请证书"栏目下，申请证书。

方法二：手机激活

1. 微信扫描二维码 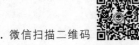 关注"中华医学教育在线"官方微信并注册。
2. 点开个人中心"图书激活"，刮开本书封底防伪标涂层，输入序号激活图书。
3. 在个人中心"我的课程"栏目下，找到本书，按步骤进行考核，成绩必须合格才能申请证书。
4. 登录PC端网站，在"我的课程"—"已经完成"，或"申请证书"栏目下，申请证书。

三、证书查询

在PC端首页右上方帮助中心"查询证书"中输入姓名和课程名称进行查询。

《国家级继续医学教育项目教材》编委会